血管外科专科护士培训丛书

总主编 谷涌泉 陆清声

血管外科疾病护理常规和护理流程

主 审 郑月宏 包俊敏 赵志青

主 编 李海燕 董艳芬

U0376258

人民卫生出版社

·北 京·

图书在版编目（CIP）数据

血管外科疾病护理常规和护理流程 / 李海燕，董艳芬主编.—北京：人民卫生出版社，2024.2

ISBN 978-7-117-36082-1

Ⅰ.①血… Ⅱ.①李…②董… Ⅲ.①血管外科学–护理学 Ⅳ.①R473.6

中国国家版本馆 CIP 数据核字（2024）第 049209 号

| 人卫智网 | www.ipmph.com | 医学教育、学术、考试、健康，购书智慧智能综合服务平台 |
| 人卫官网 | www.pmph.com | 人卫官方资讯发布平台 |

血管外科疾病护理常规和护理流程

Xueguan Waike Jibing Huli Changgui he Huli Liucheng

主　　编：李海燕　董艳芬
出版发行：人民卫生出版社（中继线 010-59780011）
地　　址：北京市朝阳区潘家园南里 19 号
邮　　编：100021
E - mail：pmph @ pmph.com
购书热线：010-59787592　010-59787584　010-65264830
印　　刷：天津画中画印刷有限公司
经　　销：新华书店
开　　本：787 × 1092　1/32　印张：7.5
字　　数：168 千字
版　　次：2024 年 2 月第 1 版
印　　次：2024 年 5 月第 1 次印刷
标准书号：ISBN 978-7-117-36082-1
定　　价：55.00 元

主　　审　郑月宏　包俊敏　赵志青

主　　编　李海燕　董艳芬

副 主 编　成　咏　张　婷　虞　奋　植艳茹　李　燕

编　　者　（以姓氏笔画为序）

　　　　　王妍婕　上海交通大学医学院附属第九人民医院

　　　　　王金萍　中国人民解放军海军军医大学第一附属医院

　　　　　成　咏　上海交通大学医学院附属第九人民医院

　　　　　李　蓉　中国人民解放军海军军医大学第一附属医院

　　　　　李　燕　南京医科大学附属南京医院 / 南京市第一医院

　　　　　李亚杰　中国人民解放军海军军医大学第一附属医院

　　　　　李海燕　中国人民解放军海军军医大学第一附属医院

　　　　　吴从从　中国人民解放军海军军医大学第一附属医院

　　　　　邹秋红　中国人民解放军海军军医大学第一附属医院

　　　　　张　婷　上海交通大学医学院附属仁济医院

　　　　　黄菲菲　上海交通大学医学院附属仁济医院

　　　　　董艳芬　解放军总医院第一医学中心

　　　　　植艳茹　中国人民解放军海军军医大学第一附属医院

　　　　　虞　奋　复旦大学附属中山医院

　　　　　潘　曼　中国人民解放军海军军医大学第一附属医院

　　　　　潘孝霞　解放军总医院第一医学中心

编写秘书　陆嘉溪　中国人民解放军海军军医大学第一附属医院

随着中国人口老龄化的加剧以及疾病谱的改变，血管疾病的发病率显著上升，这些变化促进了血管外科的发展。各种先进的血管疾病诊疗技术逐渐在临床深入开展，为广大血管疾病患者提供了更多的救治机会。国际血管联盟（International Union of Angiology，IUA）中国分部护理专业委员会的护理骨干们一直致力于血管疾病护理的创新和发展，他们通过多年的临床实践积累了丰富的护理经验，在繁忙的临床护理工作之余，结合国内外最新的护理研究进展，将血管外科专科疾病围手术期护理常规进行整合和规范，完成了《血管外科疾病护理常规和护理流程》的编写。

该专著包含了血管外科静脉、动脉、动静脉各种常见疾病的围手术期护理常规与护理流程，层次清晰，内涵丰富，可帮助血管外科护士扎实掌握血管外科疾病护理常规相关知识，规范护士的专科护理行为，促进专科护士的培养，是一本值得血管外科护士人手一册的专业参考书。

看到这本厚厚的书稿，我为编写团队对血管外科护理教学的执着和热情而感动。我知道，这些书稿是全国多位血管外科护理骨干们牺牲休息时间换来的，我为 IUA 有这么优秀的护理骨干而感到骄傲！

最后，诚挚地感谢各位编者的辛勤付出！在血管外科医护人员的共同努力下，期待血管外科的护理事业更加辉煌！

IUA 主席　谷涌泉教授

2023 年 12 月

前言

　　血管外科是一个非常年轻的学科，也是一个在外科疾病诊治领域发展日新月异的学科。我们很庆幸，在医疗水平发展迅猛的血管外科担任护士长工作多年。进入血管外科工作后，我们被这个专科无限的生命力和创新精神深深吸引。作为血管外科高年资护士长，我们一直在思考，能为血管外科专科护士培训做些什么。为了给血管外科护士提供与医疗诊治水平同步发展的学习蓝本，提高血管外科临床护士专科护理能力及危重患者的抢救成功率，我们所在的 IUA 中国分部护理专业委员会的护理骨干们，在繁忙的工作之余，结合目前血管外科疾病诊治护理的新进展，编写了《血管外科疾病护理常规和护理流程》。

　　本书是继血管外科专科护士培训丛书的《血管疾病护理评估手册》《血管外科护理习题集》《血管外科疾病健康教育和应急预案》之后的又一本血管外科疾病护理工具书，为血管外科护士进行患者的围手术期护理提供理论依据。本书对血管外科常见疾病、危重疾病的围手术期护理常规和护理流程进行了系统梳理，可以为培养专科护理人才提供理论依据。

　　衷心感谢 IUA 主席谷涌泉教授长期以来对 IUA 中国分部护理专委会建设的大力支持和鼓励，为全国血管专业护理骨干们提供了交流和学习的平台；也衷心感谢各位编者对本书的辛勤付出！由于时间仓促，本书可能存在一些不足之处，敬请各位读者批评指正，谢谢！

李海燕　董艳芬

2023 年 12 月

第一章

血管外科常见疾病围手术期护理常规

血管外科常见疾病腔内手术护理常规

血管腔内治疗是指在影像设备的协助下，利用特殊的微创手术器械经皮或经过小的切口进入血管内，从而对血管疾病进行诊断和治疗的特殊技术。血管外科常见腔内手术包括：动脉瘤（夹层）腔内修复术、下腔静脉滤器置入术、动/静脉支架植入术、经导管溶栓术等。

👤 入院护理

1. **环境介绍** 帮助患者熟悉病区环境，消除其紧张、焦虑情绪。

2. **健康评估** 了解患者疾病既往史、家族史、用药史、生育史等，结合患者营养状态以及实验室检查、影像学检查、心电图检查和其他特殊检查结果，评估病情，并做好疼痛、营养、心理、自理能力、压力性损伤、导管滑脱、跌倒、静脉血栓栓塞症（venous thromboembolism，VTE）风险等评估。

3. **饮食护理** 关注患者基础疾病，给予相应饮食指导，如合并高血压的患者，给予低盐饮食，避免高钠、高脂饮食，多吃新鲜蔬菜和水果，禁食辛辣、刺激的食物；合并糖尿病的患者，给予糖尿病饮食，注重营养平衡、饮食结构多样化。

4. **用药护理** 遵医嘱给药，观察用药效果及不良反应。如患者使用降压药物，应密切监测血压的变化，根据血压值及患者病情及时调整剂量。如患者使用扩血管药物，注意评估患者心功能和血压、心率变化，静脉用药须严格控制给药速度。用药期间观察患者有无头痛、恶心、呕吐、出汗、心悸等表现，一旦发生不良反应，立即给予对症处理。如患者使用抗凝药物，应注意观察患者神志情况，及时评估患者皮肤黏膜、消化系统、泌尿系统等有无出血表现。

5. 病情观察

（1）疼痛护理：及时、准确评估患者疼痛的部位、程度、性质及持续时间，根据疼痛的规范化管理要求，遵医嘱用药并给予患者心理护理，注意评估镇痛效果，并加强安全防护，防止患者因步态不稳发生跌倒。

（2）血糖监测：合并糖尿病的患者，遵医嘱监测患者血糖波动情况，将空腹血糖控制在 8.0mmol/L 以下，餐后 2 小时血糖控制在 10.0mmol/L 以下。

（3）血压控制：合并高血压的患者，患者年龄≥60 岁，血压控制在 150/90mmHg 以下；患者年龄<60 岁，血压控制在 140/90mmHg 以下。糖尿病和慢性肾病患者，血压控制在 140/90mmHg 以下，或根据医嘱和病情控制在合理范围。如有异常，及时汇报医生，并遵医嘱给予相应处理。

（4）血管通畅度评估：根据患者病情评估肢体血液循环情况，包括触摸动脉搏动，评估肢体温度、皮肤颜色、肢体活动和感觉等。下肢肿胀患者需要测量双下肢周径，以便动态评估变化。

6. 心理护理　评估患者的心理状态，根据患者的心理状态给予适当的疏导。

✎ 术前护理 ┄┄┄┄┄┄┄┄┄┄┄┄┄┄┄┄┄┄┄┄┄┄┄┄┄┄┄┄┄┄┄┄┄

1. 心理护理　鼓励患者树立信心积极配合治疗。应根据患者和家属的文化程度及需求，向患者及家属简要介绍手术的目的、方式及注意事项。对于情绪紧张者，睡前遵医嘱给予镇静催眠药物，以保证患者良好的睡眠。

2. 皮肤准备　术前1日指导或协助患者清洗手术部位（手术部位存在外伤时除外）。接手术前，由责任护士或管床医生确保对患者手术部位相应的区域以剪毛的方式去除毛发。如进行股静脉/股动脉穿刺手术，皮肤准备范围包括会阴部、双侧腹股沟及大腿上1/3。

3. 胃肠道准备

（1）局部麻醉（简称局麻）：指导患者饮食宜清淡易消化、低胆固醇、低脂、低盐。多吃蔬菜、水果、杂粮等含粗纤维的食物，尽量避免辛辣、刺激的食物。

（2）全身麻醉（简称全麻）：对于术前正常饮食患者，指导患者术前1日晚餐进食清淡易消化的食物，遵医嘱禁食，必要时予以灌肠等方式进行肠道准备。指导高血压患者术晨常规服用降压药物；糖尿病患者根据术晨血糖情况遵医嘱决定是否使用降糖药物；如术晨等待手术时间过长，可遵医嘱适量补液。

4. 病情观察

（1）生命体征观察：关注患者各项生命体征变化，包括血压、心率等，如有异常，及时汇报医生。

（2）肾功能评估：注意监测患者血清肌酐、尿素等指标。

（3）血管通畅度评估：根据患者病情评估肢体动脉搏动情况，以及皮肤温度、颜色、肢体感觉和活动度等。

5. 过敏史评估　再次评估患者有无对比剂过敏史。

6. 行为指导　术前1日指导患者床上排便，教会患者深呼吸的方法。嘱患者术晨取下活动义齿、眼镜、发夹、手表、首饰等交由家属妥善保管，并脱去内衣、内裤，更换清洁病号服。

⚒️术后护理

1. **体位与活动** 经静脉穿刺的患者，术后穿刺侧肢体保持伸直位 6~12 小时；经动脉穿刺或切开的患者，术后穿刺侧肢体保持伸直位 6~24 小时；术中使用血管封堵器或缝合器的患者，术后卧床 6 小时，或根据患者的病情遵医嘱执行。留置动 / 静脉溶栓导管和鞘管的患者，须延长术肢制动时间至拔管后 6~12 小时或根据患者伤口实际情况遵医嘱实施，如行健侧穿刺"翻山"置管，则双下肢均须伸直制动。肢体制动期间，协助和指导患者行轴线翻身；消瘦患者视情况给予气垫床减压，鼓励患者行踝泵运动，根据病情和医嘱协助患者穿着抗血栓袜（有禁忌证除外），以促进下肢静脉回流，预防术后 VTE 的发生。

2. **病情观察**

（1）生命体征观察：术后密切监测患者生命体征情况，包括血压、心率、呼吸、体温等，观察患者意识和肢体活动情况，视病情予以心电监护。

（2）疼痛护理：同本节入院护理中相关内容。

（3）血管通畅度观察：观察患者术肢和 / 或患肢有无皮肤颜色、温度以及肢体活动等异常，有无疼痛及动脉搏动减弱或消失情况，并与术前对比，如有异常，及时汇报医生。

3. **伤口护理** 患者肢体穿刺点或切口处伤口予沙袋或压迫器压迫，观察伤口局部有无渗血、瘀斑、血肿，伤口污染及时通知医生换药。

4. **饮食护理** 根据患者手术种类、麻醉方式及病情确定。

通常意识清醒、一般情况好的患者，术后 6 小时后可少量饮水，次日晨开始进半流食，后逐渐过渡至普通膳食（简称普食）或专病饮食。

5. 用药护理　同本节入院护理中相关内容。

6. 常见并发症的观察及护理

（1）穿刺点 / 切口出血、全身出血

1）原因：术后伤口压迫止血不到位；患者较早活动；围手术期使用抗凝、溶栓等药物。

2）临床表现：伤口敷料外观可见渗血表现，可出现皮下青紫、硬结，早期患者常无不适主诉，后期可能出现伤口周围胀痛，严重者有心悸、出冷汗、血压下降等低血压休克的表现。

3）预防和护理：护士应每班观察患者伤口有无渗血、渗液，伤口周围有无皮下青紫及硬结出现，一旦出现做好相应的标记并每班记录变化。及时评估穿刺侧 / 切开侧肢体颜色、皮温、动脉搏动情况。嘱患者严格按要求限制肢体活动且不能过早下床。嘱患者勿用力咳嗽或屏气，避免腹内压增高而增加出血风险。护士要及时询问患者有无腹胀、腹痛等不适。及时评估患者心率和血压的变化，有无低血压休克的早期表现，必要时遵医嘱抽血查血常规。

（2）肾功能不全

1）原因：术中使用对比剂。

2）临床表现：患者可出现少尿、血红蛋白尿甚至无尿等表现，伴肾功能指标异常。

3）预防和护理：术后注意观察患者的尿液情况，包括尿量、性质、颜色等，警惕肾功能不全的发生。在无禁忌证的情况下，围手术期遵医嘱给予充分水化，鼓励患者每日饮水

≥2 000ml 或遵医嘱静脉补液，以加快对比剂的排出。

（3）栓塞和血栓形成

1）原因：术中穿刺、切开等操作刺激血管内膜或抗凝药物使用量不足等原因导致血栓形成；术后局部加压过紧且时间过长等易引起肢体动脉缺血或静脉回流障碍。

2）临床表现：动脉缺血主要表现为肢体颜色苍白、皮温降低、麻木、感觉异常；静脉回流受阻主要表现为肢体肿胀、皮温较健侧高，甚至出现水疱。

3）预防和护理：护士应评估局部伤口处加压包扎松紧度是否合适，避免包扎过紧影响肢体血液循环。如为下肢伤口，应定时评估患者双下肢腿围、足背动脉搏动、皮温和色泽有无异常，询问患者有无下肢麻木、疼痛等异常感觉。指导患者进行伤口侧肢体踝泵运动，促进下肢血液循环，无伤口侧肢体可自由活动。

（4）穿刺点感染

1）原因：术中消毒不规范；伤口渗血、渗液未及时处理；抗菌药物使用量不足；患者自身免疫力过低等。

2）临床表现：穿刺点伤口红、肿、热、痛，严重时有脓液渗出，可伴有体温升高。

3）预防和护理：注意观察患者伤口有无渗血、渗液，判断有无局部感染征象，发现异常及时换药并严格执行无菌操作。注意监测患者的体温和血常规、血培养结果，关注其有无畏寒、发热等全身感染的征象，发现异常立即汇报医生进行处理。

7. 生活护理　做好患者基础护理，如口腔护理、会阴护理、擦浴护理等，提高舒适度。

第二节
血管外科常见疾病开放手术护理常规

传统血管外科技术是腔内血管外科技术的基础。血管外科常见开放手术包括：动脉旁路术、动脉内膜剥脱术、动脉瘤切除术、下肢截肢术、大隐静脉高位结扎术、曲张静脉抽剥术、血管畸形切除术等。

👤 入院护理

参见本章第一节血管外科常见疾病腔内手术护理常规入院护理中相关内容。

✐ 术前护理

1. 心理护理　参见本章第一节血管外科常见疾病腔内手术护理常规术前护理中相关内容。

2. 皮肤准备　术前1日指导或协助患者清洗手术部位（手术部位存在外伤时除外）。接手术前，由责任护士或管床医生确保对患者手术部位相应区域以剪毛的方式去除毛发。

3. 胃肠道准备　蛛网膜下腔麻醉、硬膜外麻醉或全麻手术同本章第一节血管外科常见疾病腔内手术护理常规术前护理中相关内容。

4. 抗生素过敏试验、血型鉴定及备血　部分患者术前遵医嘱行抗生素过敏试验，以备术中或术后使用。并根据手术种类及手术的要求，遵医嘱进行血型鉴定及备血。

5. 病情观察

（1）生命体征观察：参见本章第一节血管外科常见疾病腔内手术护理常规术前护理中相关内容。

（2）重要脏器功能评估：遵医嘱评估患者心、肺、脑、肾等重要脏器功能状况，以利于术后病情变化的观察。

（3）营养状态评估：加强患者营养评估，如有异常应及时汇报医生。若患者合并低蛋白血症、贫血等，术前遵医嘱予以纠正，以提高其手术耐受程度。若患者择期手术可正常进食，指导其选择高蛋白、营养丰富的食物，必要时遵医嘱行输血治疗和/或补充人血清白蛋白等。

6. 行为指导　参见本章第一节血管外科常见疾病腔内手术护理常规术前护理中相关内容。

⚒ 术后护理 ....

1. 体位与活动　蛛网膜下腔麻醉患者术后 6 小时内取去枕仰卧位。在病情允许的情况下，指导患者早期床上活动及翻身，及时变换体位防止压力性损伤和坠积性肺炎的发生。

2. 病情观察

（1）生命体征观察：术后遵医嘱给予心电监护监测患者生命体征，并持续低流量吸氧，观察心率、血压、呼吸、血氧饱和度等，注意评估意识状态、肢体活动情况等。

（2）呼吸道护理：保持患者呼吸道通畅，遵医嘱给予雾化吸入，必要时协助翻身叩背促进排痰，教会患者有效咳痰方法，无反指征的患者指导其取半卧位。

（3）尿量观察：密切监测患者尿量、颜色、性质，必要时记录 24 小时出入量。合理安排补液速度。

（4）疼痛护理：参见本章第一节血管外科常见疾病腔内手术护理常规中入院护理中相关内容。

3. 伤口护理　观察伤口有无出血及感染征象，查看敷料有无脱落和污染。若伤口出血，应立即通知医生，根据原因及时处理。对于烦躁、不配合患者，在家属知情同意的情况下遵医嘱予以肢体约束，防止患者躁动引起伤口出血。约束期间，密切观察患者约束侧肢体末梢血运情况。腹部切口患者可应用腹带，以减轻切口张力，有利于保护伤口及减少术后伤口疼痛。

4. 管道护理　开放手术常留置伤口引流管，应妥善固定（双固定）导管，保持管道通畅，防止扭曲、打折或堵塞。更换负压引流袋或负压引流球时严格遵循无菌操作。密切观察引流液的颜色、量与性质，及时倾倒并准确记录引流量，若短时间内引流液量多且颜色鲜红，应警惕术后大出血的发生。

5. 饮食护理　蛛网膜下腔麻醉、硬膜外麻醉或全麻患者术后意识清醒、一般情况好，术后 6 小时后可遵医嘱少量饮水，后逐渐过渡到半流或普食。腹部开放手术者应禁食，必要时予胃肠减压，待肛门排气、肠蠕动恢复后，遵医嘱由流质饮食逐渐过渡到半流、普食或专病饮食。

6. 用药护理　参见本章第一节血管外科常见疾病腔内手术护理常规入院护理中相关内容。

7. 常见并发症的观察及护理

（1）出血

1）原因：围手术期抗凝药物的使用；术中血管缝合不良；术后过早活动等。

2）临床表现：伤口外观有渗血，伤口引流管短时间内引流出大量鲜红色血性液体，患者出现心率增快、血压下降等情况。

3）预防和护理：术后严密观察患者生命体征情况，包括血压、心率等。定期评估患者伤口情况，观察伤口引流液的颜色、性质和量。术后患者若出现烦躁不安、面色苍白、四肢湿冷、心率增快、尿量减少等情况，应立即汇报医生处理，警惕失血性休克的发生。

（2）感染

1）原因：患者自身抵抗力降低；外源性人工血管的植入；长期卧床等。

2）临床表现：患者出现体温升高，伤口周围红、肿、热、痛，伤口愈合不良等，伤口引流液颜色、气味异常。

3）预防和护理：遵医嘱术前预防性应用抗生素，做好皮肤准备。做好各种导管护理，监测体温变化；观察伤口情况，有污染时及时通知医生换药；加强呼吸道管理，鼓励患者有效咳嗽、咳痰，协助翻身叩背，痰液较多的患者必要时进行雾化吸入，预防肺部感染的发生。

（3）VTE

1）原因：患者术后卧床时间较长；体液不足等。

2）临床表现：患者下肢出现肿胀、疼痛等。

3）预防和护理：为预防 VTE 的发生，鼓励患者早期下床活动，卧床时主动行踝泵运动，以促进深静脉血液回流；嘱患者多饮水，饮水量为每日 1 500～2 000ml；当 Caprini 血栓风险评估为高危（≥5 分）时，在无出血风险的情况下，建议予药物预防联合机械预防措施。护理人员应密切观察患者生命体征和腿围变化，及时评估患者有无呼吸困难、胸闷、气急等肺栓塞表现；当患者出现肺栓塞时，应立即予半卧位，心电监护，高流量吸氧，在密切观察各项生命体征的同时，遵医嘱予抗凝、溶栓治疗，必要时协助医生及时完成急诊腔内微创手术前准备工作。

8. 生活护理　参见本章第一节血管外科常见疾病腔内手术护理常规术后护理中相关内容。

第二章
静脉疾病

第一节
下肢浅静脉曲张

下肢浅静脉曲张是指下肢浅静脉系统（包括大隐静脉、小隐静脉及其分支）处于伸长、蜿蜒曲张的状态，主要表现为早期下肢酸胀不适，逐渐出现下肢浅静脉迂曲成团、皮肤瘙痒、色素沉着，甚至溃疡、出血及血栓性浅静脉炎等。

一、常见手术方式及适应证

（一）腔内手术

1. 硬化剂注射术　适用于：①直径<0.6cm 的属支静脉曲张；②小腿曲张静脉；③大隐静脉剥脱术或激光治疗术后复发网状静脉、蜘蛛状静脉等局部静脉扩张；④周围静脉曲张性溃疡。

2. 热闭合微创手术　包括激光、射频、电凝治疗术等。上述手术均是将不同的能量转换为热能，利用热能对病变血管的热损伤达到替代手术的效果。适用于：①早期轻、中度下肢静脉曲张；②下肢浅静脉和交通支瓣膜关闭不全；③浅静脉反流。

（二）开放手术

1. 大隐静脉高位结扎加曲张静脉抽剥术　适用于下肢浅静脉和交通支瓣膜关闭不全，深静脉通畅伴轻、中度反流至深静脉者。

2. 交通静脉结扎术　适用于：①交通静脉功能不全；②全身状况良好，排除下肢动脉缺血，能够耐受手术的患者。

3. 曲张静脉旋切术（TriVex 手术）　适用于深静脉通畅但存在较大面积曲张静脉团的患者。

二、护理常规

入院护理

1. 饮食护理　给予高纤维素、易消化饮食，鼓励患者多饮水、多食新鲜蔬菜和水果，保持大便通畅。

2. 体位护理　指导患者卧床休息时抬高患肢，高于心脏水平 20 ~ 30cm，可间歇进行踝泵运动，以促进下肢静脉回流。避免久站久坐、跷二郎腿等。

3. 压力治疗

（1）梯度压力袜（graduated compression stockings，GCS）的使用

1）压力选择：根据患者病情需要选择压力二级或二级以上的 GCS。

2）长短选择：须结合医生对患者病情的判断等因素，选择大腿型或膝下型 GCS。

3）测量部位：膝下型 GCS 应测量脚踝最小周长、小腿最大周长；大腿型 GCS 增加测量腹股沟中央部位垂直向下 5cm 处对应腿部周长。对于下肢长度和粗细不在常规尺寸范围的患者，应联系厂家订制或采用弹力绷带。

4）穿着时机：最佳时间为晨起活动前或者久站久坐前，长时间平卧前可脱去。

5）清洗要求：建议用中性洗涤剂于温水中清洗。

6）穿着期间注意事项：确保患者或照顾者已掌握穿脱方法。穿着期间，定期检查 GCS 是否平整、有无下滑等情况出现。每日至少脱下 GCS1 次检查下肢皮肤情况，特别是足跟、踝部及袜口处，避免出现皮肤破损、溃疡，如果患者对 GCS 防滑硅胶区域过敏，指导其将防滑硅胶区域向外翻折，以避免与腿部皮肤直接接触。每班观察患者双下肢皮肤颜色、温度及足背动脉搏动情况。若下肢皮肤出现压红、水疱、疼痛等表现，护士应及时协助患者脱下 GCS 检查皮肤并汇报医生，根据患者具体情况遵医嘱决定是否继续穿着。

（2）弹力绷带的使用：对合并下肢静脉性溃疡的患者，可使用弹力绷带进行压力治疗。弹力绷带包扎完成后，应询问患者松紧度是否适宜，避免弹力绷带加压过紧影响下肢动脉循环，告知患者勿随意拆除，并定期评估治疗效果。

4. 创面护理　对合并下肢静脉性溃疡的患者，应保持下肢皮肤清洁，预防创面感染。做好局部伤口的评估，包括伤口的部位、面积、深度、气味、边缘、渗液量、周围皮肤情况（是否干燥、质硬、脱屑、瘙痒、色素沉着明显及水肿）以及皮温是否正常，有无其他伴随表现等，根据创面的情况选择合适的敷料，换药后可使用弹力绷带行压力支持治疗。

5. 环境介绍、健康评估、用药护理、心理护理　参见第一章第一节血管外科常见疾病腔内手术护理常规入院护理中相关内容。

✍ 术前护理

（一）腔内手术

1. **皮肤准备**　协助患者清洁下肢皮肤，以便进行手术标识。标识前嘱患者取站立位至少3~5分钟，标识后嘱患者不要沐浴，不要用力冲洗标记后的皮肤。

2. **过敏史评估**　如患者术中需要使用泡沫硬化剂，术前应评估患者有无硬化剂过敏史。

3. **生命体征观察**　关注患者生命体征变化，包括血压、心率等。

4. **心理护理、胃肠道准备、行为指导**　参见第一章第一节血管外科常见疾病腔内手术护理常规术前护理中相关内容。

（二）开放手术

1. **皮肤准备**　同本节术前护理腔内手术中相关内容。

2. **胃肠道准备**　参见第一章第二节血管外科常见疾病开放手术护理常规术前护理中相关内容。

3. **心理护理、行为指导**　同本节术前护理腔内手术中相关内容。

⊞ 术后护理

（一）腔内手术

1. **饮食护理**　行局麻手术患者给予清淡、易消化饮食。

2. **体位与活动**　根据患者情况指导下床活动，活动时观察有无呼吸急促、胸闷等不适。

3. 患肢护理　检查患肢皮肤的温度和颜色，下肢感觉有无异常，足背动脉搏动情况，以及有无肢体肿胀和疼痛等表现，评估局部伤口有无渗血、渗液。

4. 压力治疗　指导患者穿着 GCS 或使用弹力绷带，具体内容同本节入院护理中相关内容。

5. 生命体征观察　术后密切监测患者生命体征情况，包括血压、心率、呼吸、体温等，观察患者意识情况和肢体活动，视病情予以心电监护。

6. 用药护理　参见第一章第一节血管外科常见疾病腔内手术护理常规入院护理中相关内容。

7. 常见并发症的观察及护理

（1）皮肤溃疡、组织坏死

1）原因：硬化剂注射到微小动脉；硬化剂外渗；硬化剂浓度高、注射过量；GCS 和 / 或弹力绷带加压包扎过紧导致局部缺血。

2）临床表现：早期出现注射区域疼痛、麻木、组织肿胀甚至出现脓液。

3）预防与护理：护理人员术后应详细评估患者病情，及时观察患肢温度、颜色及足背动脉搏动情况；询问患者有无局部皮肤疼痛等不适，如出现疼痛，应及时评估疼痛的原因、程度、性质、部位和持续时间，如因 GCS 和 / 或弹力绷带加压包扎过紧，应及时汇报医生，重新包扎以保证适中压力；注意弹力绷带不可局部松解（尤其远端过紧的情况），应由远及近遵循压力梯度重新包扎；疼痛严重时应及时打开加压的敷料，评估注射区域皮肤颜色、皮温，有无出现溃疡或组织坏死。当皮肤出现溃疡时，应及时评估溃疡的类型、范围、深度、颜色及渗出液情况（量、性质、气味）等。当渗出液较多时，应协助医生予以换药，换药时加强溃疡面的动态评估，并在护理病历中详细记录。如坏死面积较大，须及时配合医生行植皮治疗。

（2）皮肤色素沉着

1）原因：使用液体硬化剂；硬化剂浓度高、注射过量；术中不正确的按压方法使原本排空的静脉再次注入少量血液等。

2）临床表现：皮肤颜色为青灰色，外观暗沉，表面失去光泽。

3）预防与护理：术中注射硬化剂时避免注射至血管外；对于毛细静脉应缓慢注射，避免压力过高（应多点低压注射）；术后护理人员应告知患者1周内避免进行过度劳累的运动，如跑步，爬山等；患肢2周内避免紫外线照射。皮肤色素沉着常在治疗后6~12个月内自行消失，一般无需特殊处理，对治疗效果没有影响，可嘱患者抬高患肢，注意休息；如色素沉着较为明显，早期可使用维生素E精华涂于患处促进色素消退。

（3）血栓性浅静脉炎

1）原因：血流停滞或缓慢；高龄（年龄≥64岁）、超重（BMI≥25.04kg/m^2）等。

2）临床表现：注射区域疼痛、红斑、肿块、静脉周围肿胀。

3）预防与护理：护理人员应告知患者穿着GCS对减少血栓性浅静脉炎（superficial thrombo phlebitis，STP）发生的益处，提高患者穿着GCS的依从性。如患者发生STP的症状较轻或范围较小，可遵医嘱使用多磺酸粘多糖乳膏涂于患肢，每日 2～3 次，每次按摩 10 分钟，加速痊愈；对于较严重的 STP，可配合医生使用粗针（18G）穿刺，将血栓挤出以缓解症状；必要时遵医嘱使用非甾体抗炎药治疗，并注意观察用药后的疗效。

（4）VTE

1）原因：少量硬化剂进入深静脉后损伤深静脉内膜；硬化剂注射过量（单次使用＞40ml）；既往有 VTE 病史；口服避孕药和/或其他外源性雌激素等。

2）临床表现：参见第一章第二节血管外科常见疾病开放手术护理常规术后护理中相关内容。

3）预防与护理：参见第一章第二节血管外科常见疾病开放手术护理常规术后护理中相关内容。

（5）短暂性脑缺血发作、偏头痛

1）原因：微小气泡通过活动或者小腿肌肉的收缩进入全身循环，阻塞脑中小动脉；硬化剂浓度高、注射过量；患者存在卵圆孔未闭等。

2）临床表现：短暂的视力丧失、思维混乱和前额头痛。

3）预防与护理：护理人员应严密观察患者四肢活动、神志、面部表情情况，评估有无肢体无力、面瘫、口角歪斜、言语困难等。询问患者头部有无搏动性疼痛，活动后头部疼痛是否加重等。对于既往出现偏头痛、短暂性脑缺血发作（transient ischaemic attack，TIA）或脑卒中患者，一方面术前应积极检查心脏超声，必要时行发泡试验排除隐匿性右向左分流；另一方面在神经内科等相关科室协助下进行相应治疗，必要时行脑血管造影及腔内微创手术治疗等。一旦出现 TIA 相关临床表现应立即汇报医生，协助医生行急诊头颅 CT 检查确诊。确诊后嘱患者卧床休息，拉好床栏，氧气吸入，及时清除口鼻分泌物，保持气道通畅，动态评估患者意识、认知功能、吞咽功能及肢体肌力、肌张力的变化，必要时遵医嘱行高压氧治疗。对于出现偏头痛的患者，可遵医嘱使用镇痛药物，动态评估其生命体征，加强心理疏导，及时了解患者需求并帮助其解决。

（6）硬化剂相关过敏反应

1）原因：泡沫硬化剂的应用。

2）临床表现：可发生在泡沫硬化剂注射后 30 分钟内，一般表现为注射部位皮疹、瘙痒，严重者可发生过敏性休克。

3）预防和护理：在注射硬化剂前详细询问患者过敏史，注射过程中严密观察患者病情变化，一旦出现过敏反应，立刻停止用药。若患者出现过敏性休克，应及时配合医生做好抢救工作。对于已经发生可疑过敏的患者，应及时汇报医生，密切观察病情，同时安慰患者，消除其恐惧情绪。

（7）皮肤感觉异常

1）原因：激光、射频、电凝治疗过程中所产生的热传导可能损伤与静脉伴行的神经。

2）临床表现：局部区域皮肤感觉异常。

3）预防和护理：多数不严重，一般为自限性，应向患者做好解释工作，此症状常在术后 1 年内逐渐消失，若症状加重或有不适感出现，建议患者及时就诊复查。

（8）皮肤灼伤

1）原因：进行激光治疗时，光纤末端发射能量产生的热效可能会对接触的皮肤造成损伤。

2）临床表现：局部皮肤烧伤、破损并伴有疼痛。

3）预防和护理：操作过程中密切观察患者局部皮肤状态，若出现皮肤灼伤，予以保护和换药，并根据创面情况选择合适的敷料。

8. 生活护理　参见第一章第一节血管外科常见疾病腔内手术护理常规术后护理中相关内容。

（二）开放手术

1. 饮食护理　全麻、脊椎麻醉及硬膜外麻醉术后应禁食水6小时，后可逐渐进食。宜给予粗纤维、低脂饮食。

2. 体位与活动　手术当日应卧床休息，抬高患肢，高于心脏水平20～30cm，鼓励患者行踝泵运动，以促进静脉回流。行单侧下肢手术的患者，术后第一日可根据患者自身情况，在家属或护士的搀扶下下床活动；行双下肢手术的患者，根据情况适当延长卧床时间，下床活动时注意安全防护，避免跌倒。

3. 病情观察

（1）疼痛护理：参见第一章第一节血管外科常见疾病腔内手术护理常规入院护理中相关内容。

（2）生命体征评估：关注患者生命体征变化，包括血压、心率等。

4. 压力治疗　术后指导患者穿着GCS或使用弹力绷带进行压力支持治疗，具体内容同本节入院护理中相关内容。

5. 患肢护理　观察弹力绷带或GCS表面有无渗血、渗液，评估下肢末梢循环情况，包括患肢皮肤温度和颜色，有无感觉变化和肿胀、疼痛，足背动脉搏动是否可触及。若患者疼痛明显，及时汇报医生，必要时术后6小时后可协助医生适当松解下肢弹力绷带或脱下GCS。

6. 常见并发症的观察及护理

（1）瘀斑和血肿

1）原因：术中血管结扎不良；抗凝药物使用不规范；患者凝血功能不全或障碍；患者术后活动依从性低等。

2）临床表现：手术穿刺点周围皮肤出现瘀斑和血肿，伴疼痛。

3）预防和护理：密切评估患者手术穿刺点周围皮肤情况，正确评估有无出血风险。对范围较小的瘀斑和皮下血肿可给予加压包扎和应用药物促进血肿吸收。当血肿进行性增大时，注意标记范围，必要时遵医嘱完善术前准备，行手术探查、血肿清除等。

（2）VTE

1）原因：手术操作损伤深静脉；术后患者长期卧床、活动减少等。

2）临床表现：参见第一章第二节血管外科常见疾病开放手术护理常规术后护理中相关内容。

3）预防和护理：参见第一章第二节血管外科常见疾病开放手术护理常规术后护理中相关内容。

（3）皮下硬结

1）原因：行曲张静脉旋切术（TriVex 手术）过程中，患者皮下常残存部分静脉碎片或血肿机化，难以及时吸收所致。

2）临床表现：触摸下肢局部皮下有硬结。

3）预防和护理：术中密切观察患者患肢情况，减少皮下硬结发生的可能。做好患者心理护理，告知患者一般此表现可慢慢自愈，缓解患者焦虑情绪。

7. 生活护理　参见第一章第一节血管外科常见疾病腔内手术护理常规术后护理中相关内容。

1. 行为指导　指导患者卧床时可抬高患肢，高于心脏水平 20~30cm。平时应注意勿久站久坐，以防止增加静脉曲张复发的风险。

2. 饮食指导　禁食辛辣、刺激性食物，多食新鲜蔬菜和水果，宜进食高维生素、易消化食物，多饮水。

3. 用药指导　遵医嘱服用促进静脉回流的药物，以减轻肢体肿胀。

4. 压力治疗指导　出院后仍须遵医嘱坚持穿 GCS。具体见本节入院护理中相关内容。

5. 随访指导　告知患者定期门诊随访，如出现下肢肿胀、胸闷等不适，及时就诊。

三、护理流程

下肢浅静脉曲张腔内 / 开放手术围手术期护理流程与考评标准

考评者 ＿＿＿＿＿　被考评者 ＿＿＿＿＿　考评日期 ＿＿＿＿＿　得分 ＿＿＿＿＿

项目	考评内容	分值	存在问题	得分
入院护理 20分	入院介绍：管床医生和责任护士、病区环境、作息时间、病室物品使用、规章制度等	2		
	入院评估：生命体征、自理能力、精神心理状态、导管滑脱、跌倒、压力性损伤、VTE 风险等	4		

项目	考评内容		分值	存在问题	得分
入院护理 20分	病历完成：各项护理记录		2		
	知识宣教		4		
	压力治疗护理		4		
	静脉性溃疡的护理		4		
术前护理 22分	指导落实相关检查		2		
	评估有无过敏史，术中用药（如硬化剂）及物品（如梯度压力袜、弹力绷带等）准备		4		
	术前指导	饮食护理	2		
		取下义齿、眼镜、发夹、手表、饰品等，妥善保管	2		
		心理护理	2		
		练习床上排便	2		
		告知下床时间及注意事项	2		
	术晨护理	皮肤准备	2		
		检查手术部位标识	2		
		监测生命体征	2		
术后护理 42分	体位护理		2		
	饮食护理		2		
	用药护理		4		
	压力治疗护理		6		
	患肢护理		6		
	病情观察	监测生命体征	4		

项目	考评内容		分值	存在问题	得分
术后护理 42分	并发症观察及护理	腔内手术：皮肤溃疡、组织坏死、皮肤色素沉着、STP、VTE、TIA、偏头痛、硬化剂相关过敏反应、皮肤感觉异常、皮肤灼伤等	6		
		开放手术：瘀斑和血肿、VTE、皮下硬结等			
	活动指导		2		
	心理护理		2		
	健康教育	梯度压力袜/弹力绷带的使用	4		
		用药指导	2		
		行为指导	2		
出院护理 6分	出院病历书写		2		
	出院指导：饮食、活动、用药、伤口管理、压力治疗、复查时间、结账方式、征询意见等		4		
理论回答 10分			10		

第二节
下肢深静脉血栓形成

下肢深静脉血栓形成（deep venous thrombosis，DVT）是指血液在下肢深静脉内不正常凝结引起的静脉回流障碍性疾病。患者可出现肢体肿胀、疼痛等临床表现，血栓一旦脱落可引起肺栓塞（pulmonary embolism，PE），导致气体交换障碍，严重时患者会出现呼吸困难、低氧血症甚至死亡。

一、常见手术方式及适应证

（一）腔内手术

1. 下腔静脉滤器置入术　适用于：①髂、股静脉或下腔静脉内有漂浮血栓；②急性 DVT，拟行经导管溶栓治疗（catheter directed thrombolysis，CDT）、经皮机械性血栓清除术（percutaneous mechanical thrombectomy，PMT）或手术取栓等血栓清除术；③行腹部、盆腔或下肢手术具有急性 DVT、PE 高危因素的患者。

2. 经导管溶栓治疗（CDT）　适用于：①急性期 DVT；②亚急性期 DVT；③DVT 慢性期或后遗症期急性发作。

3. 经皮机械性血栓清除术（PMT）　适用于：①急性髂 - 股或全肢型 DVT；②亚急性髂 - 股或全肢型 DVT；③慢性 DVT 急性发作。

4. 经皮腔内血管成形术（percutaneous transluminal

angioplasty，PTA）和 / 或支架植入术　适用于：①不伴有急性血栓的髂、股静脉重度受压（Cockett 综合征或 May-Thurner 综合征）；②经导管溶栓、血栓清除术后遗留的髂静脉重度狭窄和闭塞；③股静脉形态、血流正常时的股总静脉重度狭窄；④慢性期短段股静脉重度狭窄（推荐行单纯性 PTA）。

（二）开放手术

切开取栓术　对于发病 7 日以内的中央型或混合型 DVT 患者，全身情况良好，无重要脏器功能障碍，可行切开取栓术。

二、护理常规

⚕ 入院护理

1. 体位护理　急性期（发病 14 日以内）患者应卧床休息，抬高患肢，高于心脏水平 20~30cm，排便须在床上进行；禁止对患肢进行热敷或按摩，以免引发皮肤损害和血栓脱落风险。慢性期（发病超过 14 日）可根据病情遵医嘱适当活动。同时，遵医嘱予 GCS 或弹力绷带，以促进静脉回流。GCS 和弹力绷带的使用护理参见第二章第一节下肢浅静脉曲张入院护理中相关内容。

2. 饮食及排便护理　给予高纤维素、低脂肪、易消化饮食，多食新鲜蔬菜和水果，减少肥肉、蛋黄、动物内脏等食物摄入。对于心功能正常的患者，鼓励多饮水。保持大便通畅，避免腹压增高而影响下肢静脉回流。

3. 病情观察

（1）患肢护理：及时评估患肢温度、颜色、足背动脉搏动情况，存在肢体疼痛的患者，了解疼痛具体部位、程度、性质及持续时间，必要时遵医嘱给予镇痛药物，并评估镇痛效果。评估双下肢周径，查看肢体肿胀程度，测量部位可选择膝关节髌骨上缘 15cm 和下缘 10cm。注意肿胀皮肤的保护，尤其是足跟、踝关节骨隆突处，可给予软枕适当抬高，避免出现压力性损伤。

（2）PE 的预防和观察：密切监测患者生命体征，观察患者有无呼吸困难、胸痛等表现，警惕 PE 的发生。一旦出现上述表现，应立即通知医生，遵医嘱予心电监护、高浓度吸氧等措施。确诊为 PE 后，遵医嘱予抗凝、溶栓等治疗，如为危重患者，应及时协助医生积极配合抢救。

4. 用药护理　在患者抗凝、溶栓、祛聚药物治疗期间应严密监测凝血指标，观察患者有无出血倾向（如牙龈、皮肤黏膜有无出血，大小便有无带血，有无头痛等脑出血的表现等）。如服用利伐沙班，应注意 10mg 剂型的利伐沙班有较高的生物利用度（≥80%），患者空腹或随餐服用均可；而 15mg 和 20mg 剂型的利伐沙班推荐与食物同服，以延缓药物在胃内排空的时间，达到较高的生物利用度，更好发挥抗凝作用。如服用华法林，遵医嘱定期监测国际标准化比值（international normalized ratio，INR），以便医生调整药物剂量将 INR 稳定在 2.0～3.0。若在患肢足背行静脉穿刺注射溶栓药物，须使用静脉留置针建立静脉通道，于穿刺点近心端约 10cm 部位间断加压，加压期间遵医嘱定期监测凝血指标，并遵医嘱予微量注射泵等仪器精确给药，注意评估末梢血运情况，避免末梢缺血。

5. 环境介绍、健康评估、心理护理　参见第一章第一节血管外科常见疾病腔内手术护理常规入院护理中相关内容。

（一）腔内手术

参见第一章第一节血管外科常见疾病腔内手术护理常规术前护理中相关内容。

（二）开放手术

参见第一章第二节血管外科常见疾病开放手术护理常规术前护理中相关内容。

（一）腔内手术

● 下腔静脉滤器置入术、经皮机械性血栓清除术（PMT）、经皮腔内血管成形术（PTA）和 / 或支架植入术

1. 体位与活动　予患者平卧位，应保持术侧肢体伸直 6 ~ 12 小时，卧床 12 ~ 24 小时。卧床休息时抬高患肢，高于心脏水平 20 ~ 30cm。协助患者行轴线翻身及踝泵运动。部分经颈静脉穿刺的患者适当限制头颈部活动，以防局部出血。

2. 病情观察　同本节入院护理中相关内容。

3. 用药护理　同本节入院护理中相关内容。

4. 饮食护理　腔内手术患者一般采用局麻，术后可正常进食，宜进食清淡、易消化饮食。

5. 压力治疗护理

（1）GCS 的使用护理：参见第二章第一节下肢浅静脉曲张

入院护理中相关内容。

（2）间歇充气加压（intermittent pneumatic compression，IPC）治疗的护理：注意严格把握适应证，如果血栓未完全清除，不能使用。确保患者无禁忌证时，可遵医嘱使用 IPC。在使用 IPC 期间，做好患者保暖，防止体温过低，若患者需要下床活动，及时移除装置。注意评估患者下肢有无缺血情况发生，若患者在使用过程中出现下肢疼痛和麻痹、胸闷、呼吸困难或头晕等不适，立即停止使用，并及时告知医生给予相应处理。

6. 常见并发症的观察及护理

（1）穿刺点 / 全身出血

1）原因：患者术后手术侧肢体活动幅度过大；围手术期抗凝、溶栓药物的使用等。

2）临床表现：伤口渗血或周围皮肤出现瘀斑，严重时出现伤口血肿等表现。

3）预防和护理：使用抗凝、溶栓等药物前应评估患者有无出血风险，用药期间进行各项护理操作时动作轻柔，防止机械性损伤。密切观察患者有无局部或全身皮肤出血点。若患者出现腹部疼痛、心率增快、血压下降伴面色改变等表现，应警惕腹膜后血肿的发生，立即报告医生给予相应处理。

（2）溶血

1）原因：PMT 术中红细胞受到破坏，导致机械性溶血。

2）临床表现：患者术后 1~2 日尿液呈红色或酱油色，为血红蛋白尿，一般不会导致肾功能下降。

3）预防和护理：在无禁忌证情况下，嘱患者多饮水，密切观察患者有无肾区疼痛，关注其尿液颜色和血检验中肾功能结果。遵医嘱予患者静脉补液。告知患者血红蛋白尿原因及该症状后期可自愈，缓解患者紧张情绪。

（3）PE

1）原因：术中小血栓脱落或术后血栓再次形成后脱落堵塞肺动脉。

2）临床表现：患者出现呼吸困难、胸痛、咯血、咳嗽、晕厥等表现。

3）预防和护理：严密观察患者生命体征的变化。耐心倾听患者主诉，及时评估患者有无呼吸困难、胸痛等表现。关注患者指脉氧情况与血气分析结果。遵医嘱指导患者规范使用抗凝、溶栓等药物，做好不良反应的观察。若患者突发呼吸困难、胸痛等，及时告知医生，遵医嘱予患者吸氧和急救措施。

（4）肾功能不全、穿刺点感染：参见第一章第一节血管外科常见疾病腔内手术护理常规术后护理中相关内容。

7. 伤口护理、生活护理　参见第一章第一节血管外科常见疾病腔内手术护理常规术后护理中相关内容。

● CDT

1. 体位与活动　指导患者保持静脉置管侧肢体伸直位，协助其轴线翻身，必要时背后垫软枕。置管溶栓期间嘱患者床上行踝泵运动，促进下肢静脉回流。导管拔除后 6～12 小时，协助患者适当抬高患肢。

2. 溶栓导管护理

（1）无菌操作防止污染：严格执行无菌操作，穿刺点渗血及时请医生换药，如患者有炎症反应，遵医嘱使用抗生素或物理降温。

（2）妥善连接防止移位或脱落：正确连接管道，做好固定，所有管道采取螺纹接头拧紧，或者中间桥接输液安全接头，以防止管道滑脱引起大出血；每班护士交接时要仔细观察管道是否固定良好，针对穿刺点伤口渗血或出汗较多者及时更换敷贴或用自粘绷带进行外固定，告知患者及家属避免牵拉导管。

（3）防止导管打折与阻塞：采用 U 形固定导管的方法，并充分考虑体位变动情况，护士加强巡视，定期检查导管是否通畅。

（4）准确标记溶栓导管和鞘管：药物连接管接口处和尾端分别使用统一的标识进行标记，注明溶栓导管内输注溶栓药物如尿激酶等，鞘管内输注肝素钠稀释液，避免给药路径错误。

3. 常见并发症的观察及护理

（1）穿刺点出血

1）原因：患者术后置管侧肢体活动幅度过大；围手术期抗凝、溶栓药物使用等。

2）临床表现：穿刺点 / 切口处渗血或周围皮肤出现瘀斑等。

3）预防和护理：注意各项护理操作动作轻柔，密切观察患者穿刺部位敷料有无渗血、渗液，周围有无皮下血肿、皮肤瘀斑，并询问患者有无腹胀、腹痛等不适主诉。注意查看患者穿刺处压迫止血的自粘绷带是否有松动。若发现患者伤口处敷料有松动和 / 或有出血现象，应立即用沙袋压迫伤口并告知医生，即刻换药。

（2）PE：同本节下腔静脉滤器置入术、PMT、PTA、支架植入术术后护理中相关内容。

（3）肾功能不全、穿刺点感染：参见第一章第一节血管外科常见疾病腔内手术护理常规术后护理中相关内容。

4. 病情观察、患肢护理、疼痛护理　同本节入院护理中相关内容。

5. 用药护理、饮食护理、压力治疗护理　同本节下腔静脉滤器置入术、PMT、PTA、支架植入术术后护理中相关内容。

6. 伤口护理、生活护理　参见第一章第一节血管外科常见疾病腔内手术护理常规术后护理中相关内容。

（二）开放手术

● 切开取栓术

1. 体位与活动　患者术后 2～3 日完全卧床休息，告知患者术侧肢体呈伸直位，防止伤口出血。卧床期间协助患者翻身，指导其行踝泵运动。

2. 病情观察

（1）生命体征观察：遵医嘱予患者持续心电监护，观察患者心率、血压等情况。

（2）患肢护理、疼痛护理：同本节入院护理中相关内容。

3. 饮食护理　全麻术后禁食水 6 小时，而后可先少量饮水，无呛咳、呕吐等反应，方可逐渐进食。宜进食粗纤维、低脂饮食，保持大便通畅，避免腹内压增高。

4. 用药护理　抗凝、溶栓治疗期间注意观察患者伤口、皮肤黏膜、消化系统、泌尿系统、神经系统等有无出血表现。遵医嘱定期评估凝血指标。

5. 压力治疗护理　同本节下腔静脉滤器置入术、PMT、

PTA、支架植入术术后护理中相关内容。

6. 常见并发症的观察及护理　　出血、PE 参见本节下腔静脉滤器置入术、PMT、PTA、支架植入术术后护理中相关内容。

7. 伤口护理　　参见第一章第二节血管外科常见疾病开放手术护理常规术后护理中相关内容。

出院护理

1. 伤口护理指导　　保持伤口敷料干燥。行开放手术的患者，根据伤口情况及时至医院换药。

2. 用药指导　　患者需要长期使用抗凝药物，指导患者正确用药，做好出血的预防和观察。口服抗凝药物指导同本节入院护理中相关内容。出院后如继续应用低分子肝素皮下注射，应至正规门诊注射或在医护人员专业指导下使用。

3. 饮食指导　　指导患者低盐、低脂、低胆固醇、高纤维素饮食。多食新鲜蔬菜和水果，多饮水。

4. 活动指导　　根据患者情况指导患者日常活动，因其他疾病需要长期卧床患者，可于床上行主动或被动肢体活动。

5. 行为指导　　严格戒烟、戒酒，养成良好的生活习惯。控制血压、血糖。避免久站久坐。坐位时，避免跷二郎腿，防止压迫血管影响回流。

6. 压力治疗指导　　参见第二章第一节下肢浅静脉曲张入院护理中相关内容。

7. 随访指导　　定期到门诊随访，如再次出现下肢肿胀或出现胸闷、呼吸困难等及时就诊。

三、护理流程

（一）下肢深静脉血栓形成腔内手术围手术期护理流程与考评标准

考评者 _____ 被考评者 _____ 考评日期 _____ 得分 _____

项目	考评内容			分值	存在问题	得分
入院护理 22分	入院介绍：管床医生和责任护士、病区环境、作息时间、病室物品使用、规章制度等			2		
	入院评估：生命体征、自理能力、精神心理状态、导管滑脱、跌倒、压力性损伤、VTE 风险等			4		
	病历完成：各项护理记录			2		
	知识宣教			4		
	压力治疗护理			4		
	患肢护理			2		
	PE 的预防和观察			4		
术前护理 16分	指导落实相关检查			2		
	评估有无对比剂过敏史，术中用药及物品（如梯度压力袜、弹力绷带等）准备					
	术前指导	取下义齿、眼镜、发夹、手表、饰品等，妥善保管		2		
		练习床上排便		2		
		心理护理		2		
	术晨护理	皮肤准备		2		
		检查手术部位标识		2		
		监测生命体征		2		

项目	考评内容		分值	存在问题	得分
术后护理 46分	体位护理		4		
	用药护理		2		
	活动指导		2		
	压力治疗护理		4		
	病情观察	监测生命体征	4		
		伤口护理	4		
		患肢护理	4		
	并发症观察及护理：穿刺点出血、PE、穿刺点感染等		6		
	导管护理（如静脉置管溶栓等）		6		
	心理护理		2		
	健康教育	抗凝药物应用要求及并发症的观察	3		
		饮食要求及注意事项	2		
		压力治疗要求及注意事项	3		
出院护理 6分	出院病历书写		2		
	出院指导：饮食、活动、用药、伤口管理、压力治疗、复查时间、结账方式、征询意见等		4		
理论回答 10分			10		

（二）下肢深静脉血栓形成开放手术围手术期护理流程与考评标准

考评者 _____ 被考评者 _____ 考评日期 _____ 得分 _____

项目	考评内容		分值	存在问题	得分
入院护理 24 分	入院介绍：管床医生和责任护士、病区环境、作息时间、病室物品使用、规章制度等		2		
	入院评估：生命体征、自理能力、精神心理状态、导管滑脱、跌倒、压力性损伤、VTE 风险等		4		
	病历完成：各项护理记录		2		
	知识宣教		4		
	压力治疗护理		4		
	患肢护理		4		
	PE 的预防和观察		4		
术前护理 18 分	术前指导	指导落实相关检查	2		
		心理护理	2		
		饮食护理	2		
		评估有无过敏史，做好皮试、备血等，准备术中用药	2		
		取下义齿、眼镜、发夹、手表、饰品等，妥善保管	2		
		练习床上排便	2		
	术晨护理	皮肤准备	2		
		检查手术部位标识	2		
		监测生命体征	2		

项目	考评内容		分值	存在问题	得分
术后护理 42分	体位护理		2		
	饮食护理		2		
	活动指导：指导踝泵运动，告知下床活动时间等		2		
	病情观察	监测生命体征	4		
		伤口护理	4		
		患肢护理	4		
	并发症观察及护理：出血、PE 等		6		
	压力治疗护理		6		
	心理护理		2		
	健康教育	抗凝药物应用要求及并发症的观察	4		
		饮食要求及注意事项	2		
		压力治疗要求及注意事项	4		
出院护理 6分	出院病历书写		2		
	出院指导：饮食、活动、用药、伤口管理、压力治疗、复查时间、结账方式、征询意见等		4		
理论回答 10分			10		

第三节
肠系膜静脉血栓形成

肠系膜静脉血栓形成（mesenteric venous thrombosis，MVT）是指肠系膜静脉内形成血栓，使静脉回流受阻，从而出现肠管充血、水肿、点状出血等表现的疾病。MVT 占全部肠系膜血管缺血性疾病的 5%～15%，通常累及肠系膜上静脉。

一、常见手术方式及适应证

（一）腔内手术

经皮经肝导管内溶栓治疗、经颈静脉肝内门体分流术　适用于肠系膜静脉主干血栓，经常规抗凝治疗 48～72 小时后症状持续加重，存在肠坏死高危风险，但尚未出现腹膜炎或肠坏死的患者。

（二）开放手术

肠切除术　适用于：①腹痛症状未缓解或持续加剧；②合并腹膜炎；③腹腔穿刺抽出不凝血液或血性腹水；④大量呕血或血便；⑤体温持续升高。

二、护理常规

1. 病情观察

（1）腹部评估：加强对腹部症状及体征的观察，评估患者腹痛的部位、程度、性质、持续时间，有无腹胀、恶心、呕吐和肠鸣音减弱或消失，以及腹膜刺激征表现。

（2）排泄物观察：观察患者呕吐物和粪便的颜色、性质、量，若患者呕吐物为咖啡色，大便为柏油样或暗红色时，应警惕消化道出血的发生，立即汇报医生处理。

2. 胃肠减压护理 需要留置胃管进行胃肠减压的患者，应妥善固定胃管，避免扭曲、弯折，维持有效负压，观察引流液的量、性状、颜色，并做好护理记录。定期询问患者排气、排便情况，关注有无肠梗阻的发生。

3. 肠外营养护理 遵医嘱禁食、禁饮，其间结合血检验结果评估患者有无水、电解质紊乱的发生。若选取完全胃肠外营养，建议采用中心静脉置管补液治疗，以预防静脉炎的发生，并根据患者 24 小时出入量合理安排输液速度和补液量。

4. 环境介绍、健康评估、用药护理、心理护理 参见第一章第一节血管外科常见疾病腔内手术护理常规入院护理中相关内容。

术前护理

（一）腔内手术

参见第一章第一节血管外科常见疾病腔内手术护理常规术

前护理中相关内容。

（二）开放手术

1. 遵医嘱准备腹带。

2. 其他　参见第一章第二节血管外科常见疾病开放手术护理常规术前护理中相关内容。

⬛ 术后护理 --

（一）腔内手术

1. 饮食护理　术后禁食、禁饮，待肠道功能恢复后遵医嘱从流质饮食逐渐过渡至正常饮食，且饮食宜清淡，避免食用粗糙、辛辣食物。

2. 病情观察　同本节入院护理中相关内容。

3. 体位与活动　置管溶栓患者参见第二章第二节下肢深静脉血栓形成术后护理中 CDT 相关内容；未置管溶栓患者参见第一章第一节血管外科常见疾病腔内手术护理常规术后护理中相关内容。

4. 溶栓导管护理　参见第二章第二节下肢深静脉血栓形成术后护理中 CDT 相关内容。

5. 常见并发症的观察及护理

（1）穿刺点出血：参见第二章第二节下肢深静脉血栓形成术后护理中 CDT 相关内容。

（2）肾功能不全、栓塞和血栓形成、穿刺点感染：参见第一章第一节血管外科常见疾病腔内手术护理常规术后护理中相关内容。

6. 伤口护理、生活护理 参见第一章第一节血管外科常见疾病腔内手术护理常规术后护理中相关内容。

（二）开放手术（肠切除术）

1. 饮食护理 患者肠道功能恢复后，可饮少量水，观察患者有无腹部不适，后逐渐过渡至流质、半流质饮食直至正常饮食。营养不良或胃肠排空延迟的患者可以考虑鼻 - 空肠营养管进食或给予肠外营养支持。

2. 体位与活动 术后指导患者于床上行抬臀运动，病情允许的情况下，鼓励患者尽早下床活动。指导患者行踝泵运动，协助患者穿着抗血栓袜，以预防 VTE 的发生。

3. 病情观察

（1）生命体征观察：参见第一章第二节血管外科常见疾病开放手术护理常规术后护理中相关内容。

（2）尿量观察：评估患者尿液的颜色、性质和量，控制出入量平衡。

（3）腹部评估、排泄物观察：同本节入院护理相关内容。

4. 伤口护理 患者腹部伤口予腹带包扎完好，保持腹带清洁干燥，若伤口渗血、渗液，及时通知医生换药。

5. 管道护理 保持胃管及腹部引流管通畅并妥善固定，定期评估引流液颜色、性质、量。若腹部伤口引流管在短时间内引流出大量鲜红色血性液体，应及时汇报医生。

6. 常见并发症的观察及护理

（1）短肠综合征

1）原因：广泛坏死肠管切除导致营养物质吸收障碍。

2）临床表现：患者出现频繁腹泻、乏力、少尿等脱水表现。

3）预防和护理：加强对患者粪便颜色、性质、量的观察，早期遵医嘱给予患者肠外营养支持，以防发生严重的营养不良。待肠功能恢复后，给予高碳水化合物等低脂饮食，以利吸收。

（2）感染

1）原因：患者全身抵抗力低；伤口换药不及时；抗生素使用不规范；长期卧床等。

2）临床表现：患者出现发热，肺部感染者出现咳嗽、呼吸困难等表现；伤口感染者出现伤口愈合不良，严重时腹部伤口引流液有恶臭味。血检验结果示中性粒细胞计数、白细胞计数升高等，引流液细菌培养示细菌感染。

3）预防和护理：医护人员进行各项操作时严格遵循无菌原则；补充营养，提高患者抵抗力；伤口出现渗血、渗液时及时告知医生进行伤口换药；关注患者腹部伤口引流液的颜色、性质、量以及气味；卧床时间较长的患者，协助其翻身叩背，行雾化吸入促进痰液排出；根据血检验指标遵医嘱规范应用抗生素。

（3）出血、VTE：参见第一章第二节血管外科常见疾病开放手术护理常规术后护理中相关内容。

7. 用药护理　参见第一章第一节血管外科常见疾病腔内手术护理常规入院护理中相关内容。

8. 生活护理　参见第一章第一节血管外科常见疾病腔内手术护理常规术后护理中相关内容。

🫱 出院护理

1. 伤口指导　嘱患者保持伤口清洁。行开放手术的患者，可根据伤口情况及时换药。

2. 用药指导　行腔内手术患者需要服用抗凝药物。具体参见第二章第二节下肢深静脉血栓形成入院护理中用药护理相关内容。

3. 饮食指导　视患者肠道恢复情况指导患者低盐、低脂、低胆固醇、高纤维素饮食。饮食循序渐进，避免暴饮暴食。

4. 行为指导　严格戒烟、戒酒，养成良好的生活习惯。

5. 随访指导　指导患者定期门诊随访，如有腹痛、黑便等表现及时就诊。

三、护理流程

（一）肠系膜静脉血栓形成腔内手术围手术期护理流程与考评标准

考评者 _____ 被考评者 _____ 考评日期 _____ 得分 _____

项目	考评内容	分值	存在问题	得分
入院护理 20分	入院介绍：管床医生和责任护士、病区环境、作息时间、病室物品使用、规章制度等	2		
	入院评估：生命体征、自理能力、精神心理状态、导管滑脱、跌倒、压力性损伤、VTE 风险等	4		
	病历完成：各项护理记录	2		
	知识宣教	4		
	病情观察：监测患者生命体征，腹部评估，排泄物观察，观察患者有无腹膜刺激征等腹部情况	4		
	胃肠减压或肠外营养护理	4		

项目	考评内容		分值	存在问题	得分
术前护理 22分	指导落实相关检查		2		
	心理护理		2		
	术前指导	饮食护理	4		
		取下义齿、眼镜、发夹、手表、饰品等，妥善保管	2		
		指导正确咳嗽、咳痰	2		
		练习床上排便	2		
		评估有无对比剂过敏史，术中用药及物品准备	2		
	术晨护理	皮肤准备	2		
		检查手术部位标识	2		
		监测生命体征	2		
术后护理 42分	体位护理		2		
	饮食护理		4		
	用药护理		2		
	活动指导		4		
	病情观察	观察生命体征，必要时记录24h出入量	4		
		评估腹部症状和体征	4		
		伤口护理	4		
	导管护理		4		
	心理护理		2		
	并发症观察及护理：穿刺点出血、肾功能不全、栓塞和血栓形成、穿刺点感染等		6		

项目	考评内容		分值	存在问题	得分
术后护理 42分	健康教育	活动要求及注意事项	2		
		饮食要求及注意事项	2		
		伤口保护及注意事项	2		
出院护理 6分	出院病历书写		2		
	出院指导：饮食、活动、用药、伤口管理、复查时间、结账方式、征询意见等		4		
理论回答 10分			10		

（二）肠系膜静脉血栓形成开放手术围手术期护理流程与考评标准

考评者 _____ 被考评者 _____ 考评日期 _____ 得分 _____

项目	考评内容	分值	存在问题	得分
入院护理 20分	入院介绍：管床医生和责任护士、病区环境、作息时间、病室物品使用、规章制度等	2		
	入院评估：生命体征、自理能力、精神心理状态、导管滑脱、跌倒、压力性损伤、VTE风险等	4		
	病历完成：各项护理记录	2		
	知识宣教	4		
	病情观察：监测患者生命体征，腹部评估，排泄物观察，观察患者有无腹膜刺激征等腹部情况	4		
	胃肠减压或肠外营养护理	4		

项目	考评内容			分值	存在问题	得分
术前护理 22分	指导落实相关检查			2		
	心理护理			2		
	术前指导	饮食护理		4		
		取下义齿、眼镜、发夹、手表、饰品等,妥善保管		2		
		指导正确咳嗽、咳痰		2		
		练习床上排便		2		
		根据患者病情完成交叉配血、皮试,并备好术中用药和腹带		2		
	术晨护理	皮肤准备		2		
		检查手术部位标识		2		
		监测生命体征		2		
术后护理 42分	体位护理			2		
	饮食护理			2		
	用药护理			2		
	活动指导			4		
	病情观察	观察生命体征,必要时记录24h出入量		4		
		评估腹部症状和体征		4		
		伤口护理		4		
	导管护理			4		
	心理护理			2		
	并发症观察及护理:短肠综合征、感染、出血、VTE等			6		

项目	考评内容		分值	存在问题	得分
术后护理 42分	健康教育	伤口及伤口引流管保护及注意事项	4		
		活动要求及注意事项	2		
		饮食要求及注意事项	2		
出院护理 6分	出院病历书写		2		
	出院指导：饮食、活动、用药、伤口管理、复查时间、结账方式、征询意见等		4		
理论回答 10分			10		

第四节
门静脉血栓形成

门静脉血栓形成（portal vein thrombosis，PVT）是指门静脉主干和/或门静脉左、右分支血栓形成，伴或不伴肠系膜静脉和脾静脉血栓形成。急性 PVT 可导致肠系膜静脉缺血，甚至肠坏死等严重不良后果；慢性 PVT 可导致门静脉闭塞或门静脉海绵样变，继发门静脉高压。

一、常见手术方式及适应证

（一）腔内手术

1. 经颈静脉肝内门体静脉分流术（transjugular intrahepatic portosystem shunt，TIPS） 适用于：①抗凝治疗效果欠佳或存在抗凝治疗禁忌证；②合并食管–胃底静脉曲张出血但常规内科止血疗效不佳；③急性症状性 PVT 合并食管–胃底静脉曲张出血；④合并难治性腹水。

2. 经皮肝穿刺溶栓术或经颈静脉穿刺溶栓术 适用于急性症状性 PVT，伴有血浆 D- 二聚体水平升高，且门静脉高压症状轻，无门静脉海绵样变。

（二）开放手术

肠切除术 适用于急性症状性 PVT 经抗凝治疗无效且出现肠缺血、肠坏死表现。

二、护理常规

1. **体位和活动** 若病情允许，患者可适当下床活动。嘱合并腹水患者尽量卧床休息，指导半卧位，减轻腹水刺激膈肌导致的呼吸困难，并协助患者床上活动。

2. **病情观察**

（1）生命体征观察：密切监测患者生命体征以及意识状态。

（2）排泄物观察：评估患者呕吐物和粪便的色、质、量和性状，若患者呕吐物为咖啡色，大便为柏油样或暗红色时，提示肠管开始坏死或食管 - 胃底静脉曲张破裂出血，应立即通知医生处理。

（3）腹部体征评估：严密观察患者有无腹痛、腹胀等表现。合并腹水的患者遵医嘱每日测量腹围和体重，并做好记录，以便和术后比较，必要时记录患者 24 小时出入量。

（4）疼痛护理、血糖监测：参见第一章第一节血管外科常见疾病腔内手术护理常规入院护理中相关内容。

3. **饮食护理** 指导患者进食适量蛋白质、高维生素、低脂饮食。对于合并食管 - 胃底静脉曲张患者，避免食用过热、粗糙、干硬、带骨、带刺、油炸或辛辣的食物，尽量避免饮用咖啡和浓茶。合并食管 - 胃底静脉曲张出血或者病变累及肠系膜上静脉导致小肠坏死的患者视病情禁食水，必要时行胃肠减压。

4. **环境介绍、健康评估、用药护理、心理护理** 参见第一章第一节血管外科常见疾病腔内手术护理常规入院护理中相关内容。

（一）腔内手术

参见第一章第一节血管外科常见疾病腔内手术护理常规术前护理中相关内容。

（二）开放手术

参见第一章第二节血管外科常见疾病开放手术护理常规术前护理中相关内容。

📖 术后护理

（一）腔内手术

● TIPS

1. **体位与活动** 颈静脉穿刺点压迫期间嘱患者避免颈部大幅度活动，术后 24 小时后患者可下床适量活动。

2. **饮食护理** 对于门静脉血栓形成伴有食管 – 胃底静脉曲张的患者，应给予清淡、富含支链氨基酸软食，以减少消化道出血和肝性脑病的发生风险。术后严格控制蛋白质的摄入，根据患者情况调整摄入量。

3. **排泄护理** 保持患者大便通畅，预防便秘。必要时使用通便药物或灌肠，减少肠道毒素吸收。

4. 病情观察

（1）严密观察患者生命体征变化，关注患者有无腹部疼痛、腹胀等情况，如患者合并腹水应评估有无胸闷、呼吸困难等表现。

（2）腹部体征评估：严密观察患者有无腹痛、腹胀等表现。合并腹水的患者遵医嘱每日测量腹围和体重，并做好记录，以便和术前比较，必要时记录患者24小时出入量。

5. 常见并发症的观察及护理

（1）消化道出血

1）原因：患者本身肝硬化出现凝血功能异常。如外用抗凝剂会增加出血风险，导致肝硬化失代偿期出现食管或胃底静脉曲张破裂出血。

2）临床表现：TIPS术后严重的并发症，主要表现为恶心、呕血、黑便、腹胀等。

3）预防和护理：密切观察患者的神志、血压及心率等变化以及有无消化道出血的表现，及时评估大便颜色、性质和量，如患者出现恶心、呕吐、呕血、黑便等表现，立即通知医生及时处理，迅速建立两路静脉通路，配合医生进行抢救。

（2）肝性脑病

1）原因：TIPS术后部分血液未经肝脏解毒直接进入体循环，来自肠道的有害物质，如氨、硫醇、胺、芳香族氨基酸等经体循环到达脑部，从而引发疾病。

2）临床表现：肝性脑病为TIPS术后最常见的并发症，患者可出现欣快或淡漠、嗜睡、昼夜颠倒、手足扑翼样震颤、步态不稳、定向力及理解力减退等精神行为表现。

3）预防和护理：指导患者降低蛋白质摄入量，减少诱发因素。当患者出现以上表现时，护士应及时采取安全防护措施，安排专人看护，使用床挡，必要时经家属知情同意后遵医嘱予以肢体约束，以防跌倒、坠床等意外的发生。关注患者生命体征和意识变化，遵医嘱做好肝肾功能、血氨检测。

（3）肝功能衰竭

1）原因：TIPS 术后门静脉血液分流并汇入下腔静脉，肝脏只能依靠肝动脉供血，由于代偿不足造成肝脏缺血性损害，尤其是术前胆红素和氨基转移酶显著升高或伴有右心衰竭的患者，术后极易发生肝功能衰竭。

2）临床表现：乏力、食欲下降、腹胀、恶心、呕吐、神志改变等。

3）预防和护理：关注患者肝功能指标，遵医嘱予患者保肝药物。术后严密监测患者生命体征变化，评估患者有无黄疸体征及恶心、腹胀等不适主诉。

（4）穿刺点出血、肾功能不全、穿刺点感染：参见第一章第一节血管外科常见疾病腔内手术护理常规术后护理中相关内容。

6. 伤口护理、用药护理、生活护理　参见第一章第一节血管外科常见疾病腔内手术护理常规术后护理中相关内容。

● 溶栓治疗（经皮肝穿刺溶栓术或经颈静脉穿刺溶栓术等）

1. 体位与活动　如经颈静脉穿刺，颈静脉穿刺点压迫期间嘱患者避免颈部大幅度活动。溶栓治疗期间，穿刺侧肢体保持伸直，可轴线翻身。溶栓导管拔除后 6～12 小时穿刺侧肢体保持伸直，24 小时后经医生评估，可适当下床活动。经皮肝穿刺患者床上活动期间注意保护腹部伤口。

2. 溶栓导管护理　参见第二章第二节下肢深静脉血栓形成术后护理中相关内容。

3. 常见并发症的观察及护理

（1）出血：参见第二章第二节下肢深静脉血栓形成术后护

理中相关内容。

（2）肾功能不全、穿刺点感染：参见第一章第一节血管外科常见疾病腔内手术护理常规术后护理中相关内容。

4. 饮食护理、排泄护理、病情观察　同本节术后护理TIPS中相关内容。

5. 伤口护理、用药护理、生活护理　参见第一章第一节血管外科常见疾病腔内手术护理常规术后护理中相关内容。

（二）开放手术

参见第二章第三节肠系膜静脉血栓形成术后护理中肠切除术相关内容。

出院护理

1. 伤口指导　嘱患者保持伤口清洁。行开放手术的患者，可根据伤口情况及时换药。

2. 用药指导　指导腔内治疗患者遵医嘱服用抗凝药物，参见第二章第二节下肢深静脉血栓形成入院护理中用药护理相关内容。

3. 饮食指导　高蛋白、低盐、低脂、低胆固醇、高纤维素饮食，避免进食高脂、高胆固醇食物，如动物内脏、鱼子及油炸食物，防止血液呈高凝状态。多食新鲜蔬菜水果，多饮水。对于伴有食管–胃底静脉曲张患者，应给予清淡、富含支链氨基酸软食。

4. 随访指导　指导患者定期门诊随访，如有胸闷、呼吸困难、腹痛、黑便等症状及时就诊。

三、护理流程

（一）门静脉血栓形成腔内手术围手术期护理流程与考评标准

考评者 ＿＿＿＿ 被考评者 ＿＿＿＿ 考评日期 ＿＿＿＿ 得分 ＿＿＿＿

项目	考评内容		分值	存在问题	得分
入院护理 16分	入院介绍：管床医生和责任护士、病区环境、作息时间、病室物品使用、规章制度等		2		
	入院评估：生命体征、自理能力、精神心理状态、导管滑脱、跌倒、压力性损伤、VTE风险等		4		
	病历完成：各项护理记录		2		
	知识宣教		4		
	病情观察：监测生命体征，观察排泄物，评估腹部体征等		4		
术前护理 26分	指导落实相关检查		2		
	心理护理		2		
	术前指导	饮食护理	4		
		取下义齿、眼镜、发夹、手表、饰品等，妥善保管	2		
		指导正确咳嗽、咳痰	2		
		练习床上排便	2		
		评估有无对比剂过敏史，术中用药及物品准备	4		
	术晨护理	皮肤准备	2		
		检查手术部位标识	2		
		监测生命体征	4		

项目	考评内容		分值	存在问题	得分
术后护理 42分	体位护理		2		
	饮食护理		4		
	用药护理		2		
	排泄护理		4		
	病情观察	监测生命体征	4		
		评估腹部症状体征	4		
	伤口护理		4		
	导管护理：溶栓导管和鞘管		6		
	心理护理		2		
	并发症观察及护理：消化道出血、肝性脑病、肝功能衰竭等		6		
	健康教育	活动要求及注意事项	2		
		饮食要求及注意事项	2		
出院护理 6分	出院病历书写		2		
	出院指导：饮食、活动、用药、伤口管理、复查时间、结账方式、征询意见等		4		
理论回答 10分			10		

（二）门静脉血栓形成开放手术围手术期护理流程与考评标准

考评者 _____ 被考评者 _____ 考评日期 _____ 得分 _____

项目	考评内容		分值	存在问题	得分
入院护理 16分	入院介绍：管床医生和责任护士、病区环境、作息时间、病室物品使用、规章制度等		2		
	入院评估：生命体征、自理能力、精神心理状态、导管滑脱、跌倒、压力性损伤、VTE风险等		4		
	病历完成：各项护理记录		2		
	知识宣教		4		
	病情观察：监测生命体征，排泄物观察，评估腹部体征等		4		
术前护理 26分	指导落实相关检查		2		
	心理护理		2		
	术前指导	饮食护理	4		
		取下义齿、眼镜、发夹、手表、饰品等，妥善保管	2		
		指导正确咳嗽、咳痰	2		
		练习床上排便	2		
		根据患者病情完成交叉配血、皮试，并备好术中用药和腹带	4		
	术晨护理	皮肤准备	2		
		检查手术部位标识	2		
		监测生命体征	4		

续表

项目	考评内容		分值	存在问题	得分
术后护理42分	体位护理		2		
	饮食护理		4		
	用药护理		2		
	排泄护理		4		
	病情观察	监测生命体征	4		
		评估腹部症状体征	4		
	伤口护理		4		
	导管护理：如腹部伤口引流管等		6		
	心理护理		2		
	并发症观察及护理：短肠综合征、感染、出血等		6		
	健康教育	活动要求及注意事项	2		
		饮食要求及注意事项	2		
出院护理6分	出院病历书写		2		
	出院指导：饮食、活动、用药、伤口管理、复查时间、结账方式、征询意见等		4		
理论回答10分			10		

第五节
巴德－吉亚利综合征

巴德－吉亚利综合征又称布加综合征（Budd-Chiari syndrome, BCS）是由肝静脉和／或其开口以上的下腔静脉阻塞导致的门静脉和／或下腔静脉高压为特征的一组疾病，分为肝静脉阻塞型、下腔静脉阻塞型和混合型。

一、常见手术方式及适应证

（一）腔内手术

1. 下腔静脉或肝静脉 PTA 和支架植入术　适用于：①下腔静脉阻塞（包括下腔静脉节段性阻塞）；②肝静脉或肝短静脉开口膜性和节段性阻塞。

2. TIPS　适用于：①肝静脉广泛闭塞不能进行血管再通；②肝静脉阻塞开通后门静脉高压不能缓解且仍有消化道出血。

（二）开放手术

1. 下腔静脉－右心房分流术　适用于：①下腔静脉局限性阻塞或狭窄，而肝静脉至下腔静脉通畅或有粗大的肝短静脉；②下腔静脉破膜或切膜术后复发者。

2. 肠系膜上静脉－右心房分流术　适用于：①肝前性门静脉高压症；②肝静脉阻塞伴肝静脉流出道受阻；③脾肾静脉

分流术后再出血。

本节主要介绍腔内手术的围手术期护理常规。

二、护理常规

入院护理

1. 活动指导　合并腹水和下肢肿胀的患者，尽量卧床休息，取半卧位。

2. 病情观察

（1）生命体征观察：密切监测患者生命体征以及意识等情况。观察患者有无食欲减退、呕吐、腹胀、气喘等表现。

（2）腹部/双下肢症状和体征评估：合并腹水的患者每日测量腹围和体重，合并下肢肿胀患者定期测量下肢腿围，并做好记录，以便和术后比较，必要时记录患者 24 小时出入量。

3. 饮食护理　给予高热量、高维生素、低盐、低脂、易消化饮食，避免辛辣刺激饮食。如出现门静脉高压，予适量蛋白质、高营养、高维生素、低脂饮食。必要时，评估患者有无营养不良的发生。

4. 压力治疗　合并下肢肿胀患者给予物理预防措施，如穿梯度压力袜促进静脉回流。参见第二章第一节下肢浅静脉曲张入院护理中相关内容。

5. 排泄护理　合并消化道出血患者应观察患者大便颜色、性质、量，出现黑便及时通知医生。

6. 环境介绍、健康评估、用药护理、心理护理　参见第一章第一节血管外科常见疾病腔内手术护理常规入院护理中相关内容。

参见第一章第一节血管外科常见疾病腔内手术护理常规术前护理中相关内容。

🗋 术后护理 ┈┈┈┈┈┈┈┈┈┈┈┈┈┈┈┈┈┈┈┈┈┈┈┈┈┈┈┈┈┈┈

1. **体位与活动** 经股静脉穿刺患者，术侧肢体伸直6~12小时。对于术中使用血管封堵器或缝合器封闭伤口的患者，伤口侧肢体伸直6小时，或根据患者的病情和医嘱执行。肢体伸直期间，指导并协助患者行踝泵运动，可进行轴线翻身。消瘦患者视情况给予气垫床减压。经颈静脉穿刺患者，颈部勿大幅度活动，以防伤口出血。

2. **饮食护理** 对于肝静脉阻塞型患者，应给予清淡、高蛋白、高钙软食以降低消化道出血和肝性脑病发生的风险。术后严格控制蛋白质的摄入，根据患者情况调整摄入量。下腔静脉阻塞型患者饮食同第一章第一节血管外科常见疾病腔内手术护理常规术后护理中相关内容。

3. **病情观察**

（1）生命体征观察：密切监测患者生命体征以及意识等情况。观察患者有无食欲减退、呕吐、腹胀、气喘等表现。

（2）腹部/双下肢症状和体征评估：合并腹水的患者每日测量腹围和体重，合并下肢肿胀患者定期测量下肢腿围，并做好记录，以便和术前比较，必要时记录患者24小时出入量。

4. **常见并发症的观察及护理**

（1）右心功能不全

1）原因：由于患者肝静脉及下腔静脉阻塞使回心血量减

少，导致右心功能减退。肝静脉和下腔静脉开通后，短时间内回心血量突然增加，使右心负荷加重。

2）临床表现：患者出现食欲缺乏、恶心呕吐、水肿、腹胀等表现。

3）预防和护理：密切观察患者术后有无食欲缺乏、恶心呕吐、水肿、腹胀等表现，有无颈静脉怒张和肝颈静脉回流征阳性体征，一旦出现上述情况，立即汇报医生，给予患者半卧位、吸氧，遵医嘱使用强心、利尿等药物，并严格控制输液量和输液速度。

（2）急性 PE

1）原因：当原本阻塞的下腔静脉被开通后血栓脱落，随血液流入肺动脉，可导致急性肺栓塞。

2）临床表现：患者突然出现呼吸困难、咳嗽、咯血、胸痛等表现。

3）预防和护理：密切监测患者生命体征，遵医嘱给予抗凝治疗。同时严密观察患者有无突发胸痛、咯血、呼吸困难和濒死感等表现，一旦出现急性肺栓塞表现，立即配合医生进行抢救。

（3）穿刺点出血、肾功能不全、栓塞和血栓形成、穿刺点感染：参见第一章第一节血管外科常见疾病腔内手术护理常规术后护理中相关内容。

5. 排泄护理　合并消化道出血患者应观察患者大便颜色、性质、量，出现黑便及时通知医生。

6. 伤口护理、用药护理、生活护理　参见第一章第一节血管外科常见疾病腔内手术护理常规术后护理中相关内容。

1. **活动指导** 须避免剧烈活动、重体力劳动及外伤。
2. **随访指导** 定期复查，行腹部血管超声检查及 CT。
3. **饮食指导** 饮食宜清淡，易消化，忌辛辣有刺激性食物，避免粗硬食物对消化道造成伤害；减少脂肪摄入，多吃高蛋白、高营养食物，以增强免疫力；严禁饮酒以免加重肝功能的损伤。
4. **用药指导** 对于肝功能不全患者遵医嘱使用保肝药物。

三、护理流程

巴德 - 吉亚利综合征腔内手术围手术期护理流程与考评标准

考评者 _____ 被考评者 _____ 考评日期 _____ 得分 _____

项目	考评内容		分值	存在问题	得分
入院护理 20分	入院介绍：管床医生和责任护士、病区环境、作息时间、病室物品使用、规章制度等		2		
	入院评估：生命体征、自理能力、精神心理状态、导管滑脱、跌倒、压力性损伤、VTE 风险等		4		
	病历完成：各项护理记录		2		
	知识宣教		4		
	压力治疗		2		
	排泄护理		2		
	病情观察	监测生命体征	2		
		评估腹水 / 双下肢症状体征	2		

项目	考评内容		分值	存在问题	得分
术前护理 20分	术前指导	指导落实相关检查	2		
		饮食护理	2		
		心理护理	2		
		取下义齿、眼镜、发夹、手表、饰品等，妥善保管	2		
		练习床上排便	2		
		评估有无对比剂过敏史，术中用药及物品准备	4		
	术晨护理	皮肤准备	2		
		检查手术部位标识	2		
		监测生命体征	2		
术后护理 44分	体位护理		4		
	饮食护理		4		
	用药护理		4		
	排泄护理		4		
	病情观察	监测生命体征	4		
		评估腹部/下肢症状体征	6		
	伤口护理		2		
	导管护理		4		
	心理护理		2		
	并发症观察及护理：右心功能不全、急性肺栓塞、穿刺点出血、肾功能不全等		6		
	健康教育	活动要求及注意事项	2		
		饮食要求及注意事项	2		
出院护理 6分	出院病历书写		2		
	出院指导：饮食、活动、用药、压力治疗、复查时间、结账方式、征询意见等		4		
理论回答 10分			10		

第六节
肾静脉受压综合征

肾静脉受压综合征（renal vein entrapment syndrome）又称胡桃夹综合征，是指左肾静脉血液回流入下腔静脉过程中，在经由腹主动脉和肠系膜上动脉形成的夹角或腹主动脉与脊柱之间的间隙时受到挤压，常伴有左肾静脉血流速度下降、受压处远端静脉扩张，引起血尿、蛋白尿和左腰腹痛等一系列临床表现。

一、常见手术方式及适应证

（一）腔内手术

左肾静脉支架植入术 适用于左肾静脉狭窄患者，同时适用于静脉血管重建术后再狭窄患者。

（二）开放手术

1. 左肾静脉转位术、肠系膜上动脉移位术以及精索静脉（卵巢静脉）－下腔静脉吻合术等 适用于左肾静脉压迫或狭窄，伴或不伴有生殖静脉曲张的患者。

2. 自体肾移植 适用于左肾静脉长期受压造成自体肾衰竭的患者。

本节主要介绍腔内手术的围手术期护理常规。

二、护理常规

1. 体位与活动　指导患者多卧床休息，尽量少站立。平卧时，将臀部或双下肢抬高，以减少左肾静脉受压，促进血液回流。

2. 病情观察

（1）肾功能评估：定期评估患者尿液的颜色、性质和量，以判断有无蛋白尿、血尿发生的可能。

（2）营养支持：反复蛋白尿及血尿可能致患者伴有低蛋白血症和贫血，应做好营养评估。贫血患者给予含铁丰富的饮食，如动物内脏、瘦肉、坚果类、绿色蔬菜等。低蛋白血症的预防和治疗在于供给充足的营养，增加供给动物蛋白、植物蛋白和新鲜蔬菜等。

（3）疼痛护理：患者可能会出现腹痛，往往在坐位、站立和行走时加重。应加强患者疼痛评估，包括疼痛部位、程度、性质以及伴随症状，必要时遵医嘱予以镇痛药，并及时评估镇痛效果。

3. 饮食护理　鼓励患者进食高热量、高蛋白、富含粗纤维食物，预防便秘。建议无禁忌证时多饮水，做好 VTE 预防措施的落实。

4. 环境介绍、健康评估、用药护理、心理护理　参见第一章第一节血管外科常见疾病腔内手术护理常规入院护理中相关内容。

✍ 术前护理

参见第一章第一节血管外科常见疾病腔内手术护理常规术前护理中相关内容。

⚏ 术后护理

1. **体位与活动** 术后嘱患者伤口侧肢体伸直6~12小时，对于术中使用血管封堵器或缝合器封闭伤口的患者，伤口侧肢体伸直6小时，或根据患者的病情和医嘱执行。指导和协助患者行轴线翻身。

2. **病情观察** 同本节入院护理中相关内容。

3. **常见并发症的观察及护理**

（1）左肾静脉血栓形成

1）原因：患者血液本身处于高凝状态；术中栓子脱落等因素；抗凝药物使用不当等。

2）临床表现：患者出现腰部酸胀、血尿、高血压等。

3）预防和护理：术后根据患者病情指导患者饮水，密切观察患者有无腰部酸胀、血尿持续不消失或逐渐加重等表现，发现上述表现立即通知医生。遵医嘱给予患者抗凝药物，做好药物疗效及不良反应的观察。

（2）穿刺点出血、肾功能不全、穿刺点感染：参见第一章第一节血管外科常见疾病腔内手术护理常规术后护理中相关内容。

4. **伤口护理、饮食护理、用药护理、生活护理** 参见第一章第一节血管外科常见疾病腔内手术护理常规术后护理中相关内容。

1. 活动指导　告知患者活动时应以不感到劳累为宜，避免剧烈运动。

2. 饮食指导　加强营养，进食高蛋白、低脂、高维生素饮食，注意多饮水。

3. 药物指导　参见第一章第一节血管外科常见疾病腔内手术护理常规术后护理中相关内容。

4. 病情指导　告知患者关注尿液的颜色、性质和量，定期行尿常规及肾功能检查等，如出现血尿等异常及时就诊。

5. 随访复查　定期复查腹部 B 超或 CT，了解支架的位置以及术后肾静脉血流情况。

三、护理流程

肾静脉受压综合征腔内手术围手术期护理流程与考评标准

考评者 ＿＿＿＿　被考评者 ＿＿＿＿　考评日期 ＿＿＿＿　得分 ＿＿＿＿

项目	考评内容	分值	存在问题	得分
入院护理 18 分	入院介绍：管床医生和责任护士、病区环境、作息时间、病室物品使用、规章制度等	2		
	入院评估：生命体征、自理能力、精神心理状态、导管滑脱、跌倒、压力性损伤、VTE 风险等	4		
	病历完成：各项护理记录	2		
	知识宣教	4		
	病情观察：肾功能评估、营养支持、生命体征观察等	6		

项目	考评内容		分值	存在问题	得分
术前护理 22分	术前指导	指导落实相关检查	4		
		心理护理	2		
		取下义齿、眼镜、发夹、手表、饰品等，妥善保管	2		
		练习床上排便	2		
		评估有无对比剂过敏史，术中用药及物品准备	4		
	术晨护理	皮肤准备	2		
		检查手术部位标识	2		
		监测生命体征	4		
术后护理 44分	体位与活动指导		4		
	饮食护理		4		
	用药护理		4		
	伤口护理		4		
	病情观察	监测生命体征	4		
		营养支持	4		
		肾功能评估：关注患者尿液颜色、性质、量等	4		
		疼痛护理	4		
	并发症观察及护理：左肾静脉血栓形成、穿刺点出血、肾功能不全、穿刺点感染等		6		
	心理护理		2		
	健康教育	活动要求及注意事项	2		
		饮食要求及注意事项	2		
出院护理 6分	出院病历书写		2		
	出院指导：饮食、活动、用药、伤口管理、复查时间、结账方式、征询意见等		4		
理论回答 10分			10		

第七节
髂静脉压迫综合征

髂静脉压迫综合征（iliac vein compression syndrome，IVCS）是指髂静脉受压和/或存在腔内异常粘连结构所引起的下肢和盆腔静脉回流障碍性疾病。髂静脉受压不仅可以造成静脉回流障碍和下肢静脉高压，亦可继发髂-股静脉血栓形成。IVCS 依据是否合并髂静脉血栓形成，分为非血栓形成型髂静脉压迫综合征（nonthrombotic iliac vein compression syndrome，NIVCS）和血栓形成型髂静脉压迫综合征（thrombotic iliac vein compression syndrome，TIVCS）。

一、常见手术方式及适应证

（一）腔内手术

1. 下腔静脉滤器置入术、经导管溶栓治疗、经皮机械性血栓清除术　适用于急性期 TIVCS（发病 14 日内）。

2. PTA 和/或支架植入术　适用于：①慢性期 TIVCS（发病超过 14 日）；② NIVCS。

（二）开放手术

1. 髂静脉切开取栓术　对于病史 7 日以内的 TIVCS 患者，全身情况良好，无重要脏器功能障碍，可使用福格蒂取栓导管（Fogarty 取栓导管）进行手术切开取栓。

2. 血管重建术　包括髂静脉转流术、髂静脉松解和衬垫减压术、髂动脉移位术等，适用于 IVCS 无法进行腔内治疗的患者。

二、护理常规

入院护理

1. 体位护理　指导患者卧床休息时抬高患肢，高于心脏水平 20~30cm，鼓励患者行踝泵运动。下床活动时协助患者使用 GCS，以促进下肢静脉回流。GCS 的使用参见第二章第一节下肢浅静脉曲张入院护理中相关内容。

2. 患肢护理　测量患者双下肢周径并记录，评估患肢肿胀程度。观察下肢皮肤温度和颜色、足背动脉搏动、肢体疼痛、活动及感觉情况。对于下肢有血栓形成的患者，严禁肢体按摩和热敷，防止血栓脱落导致 PE 的发生。

3. 饮食及排便护理、病情观察　参见第二章第二节下肢深静脉血栓形成入院护理中相关内容。

4. 活动指导　NIVCS 患者存在下肢疼痛伴肿胀时，告知其活动时须由家属搀扶，注意预防跌倒发生。TIVCS 急性期患者，要求绝对卧床休息。

5. 创面管理　对于伴静脉性溃疡的患者，应保持创面清洁，控制感染。

6. 用药护理　对于下肢有血栓形成的患者，遵医嘱予以抗凝治疗，其间注意有无出血等并发症的发生，具体内容参见第二章第二节下肢深静脉血栓形成入院护理中相关内容。

7. 环境介绍、健康评估、心理护理　参见第一章第一节血管外科常见疾病腔内手术护理常规入院护理中相关内容。

✎ **术前护理** ┈┈┈┈┈┈┈┈┈┈┈┈┈┈┈┈┈┈┈┈┈┈┈┈┈┈┈┈┈┈┈┈┈

（一）腔内手术

参见第一章第一节血管外科常见疾病腔内手术护理常规术前护理中相关内容。

（二）开放手术

参见第一章第二节血管外科常见疾病开放手术护理常规术前护理中相关内容。

🛏 **术后护理** ┈┈┈┈┈┈┈┈┈┈┈┈┈┈┈┈┈┈┈┈┈┈┈┈┈┈┈┈┈┈┈┈┈

（一）腔内手术

下腔静脉滤器置入术、PMT、PTA和/或支架植入术以及经导管溶栓治疗　参见第二章第二节下肢深静脉血栓形成术后护理中腔内手术相关内容。

（二）开放手术

1. 患肢护理　参见本节入院护理中相关内容。
2. 体位与活动、饮食护理、用药护理、压力治疗护理　参见第二章第二节下肢深静脉血栓形成术后护理中腔内手术相关内容。
3. 病情观察、伤口护理、管道护理　参见第一章第二节血管外科常见疾病开放手术护理常规术后护理中相关内容。

4. 常见并发症的观察及护理

（1）出血：参见第二章第二节下肢深静脉血栓形成术后护理开放手术中相关内容。

（2）感染、VTE：参见第一章第二节血管外科常见疾病开放手术护理常规术后护理中相关内容。

出院护理

参见第二章第二节下肢深静脉血栓形成出院护理中相关内容。

三、护理流程

（一）髂静脉压迫综合征腔内手术围手术期护理流程与考评标准

考评者 _____ 被考评者 _____ 考评日期 _____ 得分 _____

项目	考评内容	分值	存在问题	得分
入院护理 22分	入院介绍：管床医生和责任护士、病区环境、作息时间、病室物品使用、规章制度等	2		
	入院评估：生命体征、自理能力、精神心理状态、导管滑脱、跌倒、压力性损伤、VTE风险等	4		
	病历完成：各项护理记录	2		
	知识宣教	2		
	压力治疗护理	4		
	患肢护理	4		
	PE的预防和观察	4		

项目		考评内容	分值	存在问题	得分
术前 护理 16分	术前 指导	指导落实相关检查	2		
		评估有无对比剂无过敏史	2		
		心理护理	2		
		取下义齿、眼镜、发夹、手表、饰品等，妥善保管	2		
		练习床上排便	2		
	术晨 护理	皮肤准备	2		
		检查手术部位标识	2		
		监测生命体征	2		
术后 护理 46分		体位护理	4		
		用药护理	4		
		活动指导	4		
	病情 观察	监测生命体征	4		
		伤口护理	4		
		患肢护理	4		
		并发症观察及护理：PE、穿刺点出血等	6		
		导管护理（如静脉置管溶栓等）	4		
		心理护理	2		
	健康 教育	抗凝药物正确使用方法及并发症的观察	4		
		GCS或弹力绷带的使用方法及注意事项	4		
		饮食要求及注意事项	2		

项目	考评内容	分值	存在问题	得分
出院护理 6分	出院病历书写	2		
	出院指导：饮食、活动、用药、伤口管理、压力治疗、复查时间、结账方式、征询意见等	4		
理论回答 10分		10		

（二）髂静脉压迫综合征开放手术围手术期护理流程与考评标准

考评者 _____ 被考评者 _____ 考评日期 _____ 得分 _____

项目	考评内容	分值	存在问题	得分
入院护理 22分	入院介绍：管床医生和责任护士、病区环境、作息时间、病室物品使用、规章制度等	2		
	入院评估：生命体征、自理能力、精神心理状态、导管滑脱、跌倒、压力性损伤、VTE 风险等	4		
	病历完成：各项护理记录	2		
	知识宣教	2		
	患肢护理：评估患肢皮温、颜色、足背动脉搏动情况等	4		
	压力治疗护理	4		
	PE 的预防和护理	4		

项目		考评内容	分值	存在问题	得分
术前护理 18分	术前指导	指导落实相关检查	2		
		心理护理	2		
		饮食护理	2		
		评估有无过敏史，做好皮试、备血等，准备术中用药	2		
		取下义齿、眼镜、发夹、手表、饰品等，妥善保管	2		
		练习床上排便	2		
	术晨护理	皮肤准备	2		
		检查手术部位标识	2		
		监测生命体征	2		
术后护理 44分		体位护理	2		
		饮食护理	2		
		用药护理	2		
		活动指导	2		
	病情观察	监测生命体征	4		
		伤口护理	4		
		患肢护理	4		
		疼痛护理	2		
		导管护理（伤口引流管等）	4		
		并发症观察及护理：出血、感染、VTE 等	6		
		压力治疗护理	4		
		心理护理	2		

项目		考评内容	分值	存在问题	得分
术后护理 44分	健康教育	GCS/弹力绷带的使用方法以及保养措施	2		
		抗凝药物正确使用方法及并发症的观察	2		
		饮食要求及注意事项	2		
出院护理 6分		出院病历书写	2		
		出院指导：饮食、活动、用药、伤口管理、压力治疗、复查时间、结账方式、征询意见等	4		
理论回答 10分			10		

K-T 综合征

K-T 综合征（Klippel-Trenaunay syndrome，KTS）又名静脉畸形骨肥大综合征或静脉曲张性骨肥大血管痣，是一种罕见的先天性疾病，以血管和 / 或淋巴管形成异常导致的一系列临床表现为特征。常见的临床表现为浅静脉曲张和静脉畸形，多发性皮肤葡萄酒色斑块血管瘤或血管痣，患侧肢体过度生长、肥大等。

一、常见手术方式及适应证

（一）腔内手术

1. 激光治疗　适用于葡萄酒色斑块的治疗。根据病变的范围，可使用经皮或腔内 Nd:YAG 激光进行治疗；当合并皮肤角化过度时，可使用二氧化碳激光治疗。

2. 弹簧圈栓塞术　适用于对管径较大的静脉进行栓塞。

3. 硬化剂注射术　适用于栓塞畸形的静脉与曲张的毛细血管。

4. 热闭合微创手术　参见第二章第一节下肢浅静脉曲张中相关内容。

（二）开放手术

1. 局部曲张浅静脉剥脱和交通支结扎术　适用于浅静脉

曲张，深静脉轻、中度反流而深静脉通畅者。

2. 骨骺融合术　适用于未成年患者，可阻止或延缓肢体过度增长。

3. 截肢术　适用于各种治疗效果不佳、症状体征严重、肢体过长影响日常功能的患者。

本节主要介绍 K-T 综合征患者行腔内手术治疗的围手术期护理常规。

二、护理常规

入院护理

1. 体位护理　指导患者卧床休息时抬高患肢，高于心脏水平 20~30cm，鼓励患者进行踝泵运动。下床活动时注意勿长时间维持同一动作，避免久坐、久站、跷二郎腿等。

2. 患肢护理　对于双下肢长度不一的患者，注意评估患肢增长的程度，指导其患肢使用增高鞋垫以免跛行引起或加重脊柱侧凸和髋关节损害。同时，评估患肢的皮肤温度和颜色、足背动脉搏动、肢体活动情况等。

3. 创面护理　伴有静脉曲张的患者应避免挠抓肢体，以免引起曲张静脉破溃出血；合并静脉性溃疡的患者，应保持下肢清洁，控制感染。根据创面情况选择合适的敷料，换药后适当加压，使用弹力绷带包扎或穿着 GCS。GCS 和弹力绷带的使用护理参见第二章第一节下肢浅静脉曲张入院护理中相关内容。

4. 环境介绍、健康评估、饮食护理、用药护理、心理护理　参见第一章第一节血管外科常见疾病腔内手术护理常规入院护理中相关内容。

✍ 术前护理

1. **过敏史评估**　硬化剂注射前评估患者是否存在硬化剂过敏史。

2. **其他**　参见第一章第一节血管外科常见疾病腔内手术护理常规术前护理中相关内容。

🛏 术后护理

1. **体位与活动**　卧床期间抬高患肢，高于心脏水平20～30cm，根据患者手术位置告知其下床活动时间。

2. **患肢护理**　查看术侧肢体皮肤颜色、皮温、足背动脉搏动和疼痛、肢体活动和感觉情况，有无皮肤和皮下组织坏死，如有异常及时通知医生。遵医嘱使用 GCS 或弹力绷带，使用护理参见第二章第一节下肢浅静脉曲张入院护理中相关内容。

3. **生命体征观察**　术后密切监测患者生命体征情况，包括血压、心率、呼吸、体温等。

4. **常见并发症的观察及护理**

（1）过敏反应、皮肤感觉异常、皮肤灼伤：参见第二章第一节下肢浅静脉曲张术后护理中相关内容。

（2）出血、肾功能不全、栓塞和血栓形成、穿刺点感染：行弹簧圈栓塞术患者术后并发症，参见第一章第一节血管外科常见疾病腔内手术护理常规术后护理中相关内容。

5. **饮食护理、生活护理**　参见第一章第一节血管外科常见疾病腔内手术护理常规术后护理中相关内容。

1. **患肢护理指导** 指导患者穿着 GCS 或应用弹力绷带，使用护理参见第二章第一节下肢浅静脉曲张入院护理中相关内容。

2. **活动指导** 告知患者注意安全，谨防跌倒。活动期间保护患肢，勿跌倒碰撞，以免引起肢体破溃。

3. **饮食指导** 对于体重较轻、生长迟缓的患者应注意平衡膳食，加强营养。

4. **随访指导** 遵医嘱定期门诊随访。若出现下肢冷感、疼痛等情况及时就诊。

三、护理流程

K-T 综合征腔内手术围手术期护理流程与考评标准

考评者 _____ 被考评者 _____ 考评日期 _____ 得分 _____

项目	考评内容	分值	存在问题	得分
入院护理 20分	入院介绍：管床医生和责任护士、病区环境、作息时间、病室物品使用、规章制度等	2		
	入院评估：生命体征、自理能力、精神心理状态、导管滑脱、跌倒、压力性损伤、VTE 风险等	4		
	病历完成：各项护理记录	2		
	知识宣教	2		
	患肢护理	2		
	压力治疗护理	4		
	创面护理	4		

项目	考评内容		分值	存在问题	得分
术前护理 18分	术前指导	指导落实相关检查	2		
		心理护理	2		
		评估有无硬化剂过敏史，术中用药（如硬化剂）及物品（如GCS、弹力绷带等）准备	4		
		取下义齿、眼镜、发夹、手表、饰品等，妥善保管	2		
		练习床上排便	2		
	术晨护理	皮肤准备	2		
		检查手术部位标识	2		
		监测生命体征	2		
术后护理 46分	体位护理		2		
	饮食护理		2		
	用药护理		4		
	活动指导		4		
	压力治疗护理		4		
	病情观察	监测生命体征	4		
		伤口护理	4		
		患肢护理	6		
	并发症观察及护理：过敏反应、皮肤感觉异常等		6		
	心理护理		2		

项目		考评内容	分值	存在问题	得分
术后护理 46分	健康教育	GCS/弹力绷带的使用方法以及保养措施	4		
		药物应用要求及注意事项	2		
		行为指导	2		
出院护理 6分	出院病历书写		2		
	出院指导：饮食、活动、用药指导、伤口管理、压力治疗、复查时间、结账方式、征询意见等		4		
理论回答 10分			10		

第三章
动脉疾病

颈动脉狭窄

颈动脉狭窄是指由动脉粥样硬化等原因引起的颈动脉管腔狭窄或闭塞,早期可无临床症状,随着病情的进展可出现头晕、记忆力减退及定向障碍、意识障碍、肢体麻木和/或无力甚至偏瘫等脑缺血表现。

一、常见手术方式及适应证

(一)腔内手术

颈动脉支架成形术(carotid artery stenting,CAS) 适用于:①有症状的患者,曾在 6 个月内有过非致残性缺血性脑卒中或短暂性脑缺血发作(transient ischaemic attack,TIA)的低中危外科手术风险患者,通过检查发现同侧颈内动脉直径狭窄≥50%,预期围手术期卒中或死亡率<6%;②无症状的患者,通过检查发现同侧颈内动脉直径狭窄≥70%,预期围手术期卒中或死亡率<3%;③颈部解剖结构不利于行 CEA 外科手术的患者;④ CEA 高危患者:如存在心功能不全、不稳定型心绞痛、颈动脉夹层等。

(二)开放手术

颈动脉内膜剥脱术(carotid endarterectomy,CEA) 绝对指征:有症状性颈动脉狭窄,且无创检查颈动脉狭窄度为

70% 或血管造影发现狭窄超过 50%。相对指征：①无症状性颈动脉狭窄，且无创检查狭窄度为 70% 或血管造影发现狭窄为 60%；②无症状性颈动脉狭窄，且无创检查狭窄度<70%，但血管造影或其他检查提示狭窄病变处于不稳定状态；③有症状性颈动脉狭窄，无创检查颈动脉狭窄度处于 50%~69%。同时要求该治疗中心有症状患者预期围手术期卒中发生率和病死率<6%，无症状患者预期围手术期卒中发生率和病死率<3%，患者预期寿命>5 年等。

二、护理常规

入院护理

1. 饮食护理　给予低盐、低脂及富含维生素、纤维素饮食，无禁忌证时鼓励患者多饮水，保持大便通畅。

2. 活动指导　加强患者跌倒风险评估，外出检查专人陪护，出现头晕、黑矇表现的患者应 24 小时专人陪护，以防止意外事件的发生。

3. 病情观察

（1）生命体征的评估：对于高血压病患者，遵医嘱予降压药物控制血压，并将血压维持在 140/90mmHg 以下。合并冠心病患者的血压维持在 100~130/60~80mmHg，心率维持 50~80 次 /min。

（2）缺血性脑卒中的评估：护士应注意评估患者有无脑缺血、缺氧相关表现，以及检查患者有无高级皮层功能受损（言语不利、认知功能障碍、昏迷等）、运动功能受损（口角歪斜、肢体无力等）和感觉功能受损（面部和 / 或肢体麻木、视物模糊等）等相关表现。

4. 偏瘫护理　动态评估患者肌力情况，指导并协助患者偏瘫侧肢体进行有效的功能锻炼，如上肢的上举、外展、外旋，肘关节的伸屈活动，下肢的伸屈和踝泵运动，避免肌肉萎缩；定时翻身叩背，防止压力性损伤和坠积性肺炎的发生。

5. 环境介绍、健康评估、用药护理　参见第一章第一节血管外科常见疾病腔内手术护理常规入院护理中相关内容。

✎ 术前护理

（一）腔内手术

参见第一章第一节血管外科常见疾病腔内手术护理常规术前护理中相关内容。

（二）开放手术

1. 皮肤准备　术前 1 日指导或协助患者清洁患侧颈部（手术部位皮肤完整性受损时除外），备皮范围为下颌以下，锁骨以上。

2. 心理护理、行为指导　参见第一章第一节血管外科常见疾病腔内手术护理常规术前护理中相关内容。

3. 胃肠道准备、抗生素过敏试验、血型鉴定及备血、病情观察　参见第一章第二节血管外科常见疾病开放手术护理常规术前护理中相关内容。

（一）腔内手术

1. 病情观察

（1）生命体征观察：术后遵医嘱给予心电监护，监测患者健侧上肢血压情况，与术前进行对比，严密观察患者的意识、瞳孔、语言及肢体活动情况。建议将血压控制在 140/90mmHg 以下，或根据医嘱和病情适当调整，如有异常，及时汇报医生，并遵医嘱给予相应处理。

（2）疼痛护理：参见第一章第一节血管外科常见疾病腔内手术护理常规入院护理中相关内容。

2. 常见并发症的观察及护理

（1）心动过缓及血压下降

1）原因：术中球囊扩张或支架植入时导丝、导管或支架刺激了颈动脉窦压力感受器，引起迷走神经张力升高。

2）临床表现：血压下降、心率减慢、恶心、呕吐、面色苍白、出冷汗等。

3）预防和护理：术后密切监测患者心率、血压变化，评估患者有无头晕、恶心、呕吐等不适，遵医嘱予患者扩容、升压等对症治疗。拉好床挡，避免跌倒、坠床的发生。

（2）脑过度灌注综合征

1）原因：颈动脉狭窄使脑部长期处于缺血、缺氧状态，狭窄管腔开通后，脑部血流骤然增加，引起脑组织过度灌注。

2）临床表现：早期有头痛、恶心、呕吐、烦躁等颅内压增高的表现，严重者可出现意识障碍。

3）预防和护理：**严格控制患者血压在 140/90mmHg 以下**，注意倾听患者不适主诉，如患者术后出现头痛、兴奋、性情改变、意识变化等，及时告知医生，遵医嘱给予患者降压、利尿、脱水等治疗，用药期间应注意观察患者血压和血生化的变化，以防患者出现血压骤降及水、电解质代谢紊乱等。患者如果出现兴奋、烦躁等表现，做好导管固定及安全防护，以防患者拔管，保护患者安全。

（3）缺血性脑卒中

1）原因：术中颈动脉斑块脱落、手术时间长、抗凝药物用量不足等导致新的血栓形成。

2）临床表现：根据梗死部位、范围的不同而有不同的临床表现，部分患者无临床症状或出现头晕、黑矇、运动功能障碍等，严重者可出现偏瘫。

3）预防和护理：严密监测患者生命体征，维持血压稳定，关注患者四肢肌力、神志情况，特别是有无肢体活动障碍；注意观察患者有无失语、伸舌偏移、吞咽困难等表现；评估同侧视力、视野，判断有无视力障碍。一旦发现患者出现肢体活动障碍，及时告知医生。

（4）穿刺点出血、肾功能不全、栓塞和血栓形成、穿刺点感染：参见第一章第一节血管外科常见疾病腔内手术护理常规术后护理中相关内容。

3. 体位与活动、伤口护理、用药护理、生活护理　参见第一章第一节血管外科常见疾病腔内手术护理常规术后护理中相关内容。

4. 偏瘫护理　同本节入院护理中相关内容。

（二）开放手术

1. 体位与活动 全麻术后患者未清醒时采取平卧位，头可偏向一侧，也可采取半卧位，有利于切口引流及减轻颅内高灌注。遵医嘱予患者颈部伤口部位沙袋压迫 6～12 小时，避免患者头颈过度活动造成吻合口出血，如伤口局部有渗血，应及时汇报医生进行相应处理。在患者病情允许的情况下，协助患者床上翻身，防止压力性损伤的发生。指导患者早期床上 / 下床活动。

2. 病情观察

（1）生命体征观察：同本节术后护理中腔内手术相关内容。

（2）呼吸道护理、尿量观察：参见第一章第二节血管外科常见疾病开放手术护理常规术后护理中相关内容。

（3）疼痛护理：及时评估患者有无伤口疼痛，疼痛的具体部位、程度、性质及持续时间，观察有无血肿的发生。

3. 饮食护理 术后 6 小时禁食水或遵医嘱进行饮食指导，禁食水期间遵医嘱予患者静脉营养，补充营养、水及电解质；6 小时后或术后第 1 日遵医嘱可给予高热量、高维生素、易消化的温凉流质或半流质饮食，逐渐过渡至正常饮食。宜少食多餐，不宜进食豆浆、牛奶等易产气食物以免引起胃肠胀气。

4. 常见并发症的观察及护理

（1）脑过度灌注综合征、缺血性脑卒中：同本节术后护理中腔内手术相关内容。

（2）神经损伤

1）原因：颈动脉周围神经组织丰富，手术可能损伤舌下神经、迷走神经、舌咽神经、喉返神经和喉上神经等。

2）临床表现：术中如损伤舌下神经，患者会出现伸舌偏向患侧、舌肌麻痹等；损伤迷走神经（喉返神经、喉上神经），患者会出现声音嘶哑、饮水呛咳、发声困难等；损伤舌咽神经，患者会出现舌头后部1/3味觉丧失、吞咽困难、腮腺分泌障碍等；损伤颈交感神经出现霍纳综合征（Horner syndrome），表现为瞳孔缩小、眼球内陷、上睑下垂、同侧面部无汗等；损伤面神经分支，可能出现同侧面肌瘫痪、口角歪斜等。

3）预防和护理：关注患者有无声音嘶哑、饮水呛咳等神经损伤的表现，密切注意以上体征发生的时间，评估神经损伤程度。若患者出现吞咽困难，饮食时采取半坐卧位或健侧卧位，选择软质或糊状的食物，少量多餐，指导患者通过舌的运动将食物后送以利吞咽；如患者出现饮水呛咳，指导患者立即将头部偏向一侧，协助患者清除口腔分泌物，避免发生误吸；遵医嘱使用维生素 B_1、腺苷钴胺、甲钴胺等营养神经的药物，注意观察药物疗效及不良反应。

（3）伤口出血/血肿甚至导致窒息

1）原因：小血管结扎缝线脱落、围手术期抗凝药物使用、术后牵拉伤口或过早活动等。

2）临床表现：伤口出血表现为伤口外观有渗血，伤口引流管短时间内引流出大量鲜红色、温热的血性液体，患者出现心率增快、血压下降等。内出血表现为颈部伤口血肿，压迫气管或血肿刺激气管致气管痉挛，患者出现颈部不适、呼吸困难甚至窒息等表现。

3）预防和护理：床旁备气管切开包、气管插管、无菌手套、牙垫等。术后严密观察患者生命体征，定期评估患者伤口有无出血表现，关注伤口引流液颜色、性质和量。若患者出现烦躁不安、呼吸困难、发绀、心率增快或伤口血肿、气管偏移等情况，应立即汇报医生，必要时配合医生行气管切开。

（4）感染、血栓形成：参见第一章第二节血管外科常见疾病开放手术护理常规术后护理中相关内容。

5. 管道护理、用药护理、生活护理　参见第一章第二节血管外科常见疾病开放手术护理常规术后护理中相关内容。

6. 偏瘫护理　同本节入院护理同相关内容。

出院护理

1. 饮食指导　嘱患者低盐、低脂及富含维生素、纤维素的饮食。

2. 日常生活指导　戒烟、限酒；避免劳累，保持情绪平稳。

3. 用药指导　遵医嘱服用抗血小板药和/或抗凝药物，指导患者学会自我监测有无出血并发症的表现，如有无牙龈出血、消化道出血、泌尿系统出血等。一旦出现上述情况，应及时到医院就诊。

4. 康复指导　偏瘫患者做好康复训练，以促进肢体功能的恢复，采取主动或被动运动形式进行早期康复治疗，防止偏瘫侧肌肉萎缩。

5. 定期随访　遵医嘱定期门诊随访，评估有无再狭窄情况，如有头晕、黑矇等情况应及时就诊。

三、护理流程

（一）颈动脉狭窄腔内手术围手术期护理流程与考评标准

考评者 _____ 被考评者 _____ 考评日期 _____ 得分 _____

项目	考评内容		分值	存在问题	得分
入院护理 20分	入院介绍：管床医生和责任护士、病区环境、作息时间、病室物品使用、规章制度等		2		
	入院评估：生命体征、自理能力、精神心理状态、导管滑脱、跌倒、压力性损伤、VTE风险等		2		
	病历完成：各项护理记录		2		
	知识宣教		4		
	四肢血管通畅度评估、饮食护理		4		
	用药护理		2		
	偏瘫护理		4		
术前护理 22分	指导落实相关检查		2		
	评估有无对比剂过敏史，术中用药准备及皮试		4		
	术前指导	饮食护理	2		
		取下义齿、眼镜、发夹、手表、饰品等，妥善保管	2		
		心理护理	2		
		指导患者练习床上排便，正确咳嗽、咳痰	2		
		告知患者下床时间及注意事项	2		
	术晨护理	皮肤准备	2		
		检查手术部位标识	2		
		监测生命体征	2		

项目	考评内容		分值	存在问题	得分
术后 护理 42分	体位护理		2		
	饮食护理		2		
	用药护理		2		
	偏瘫护理		4		
	病情 观察	生命体征观察	2		
		伤口护理	4		
		四肢血管通畅度评估	4		
	心理护理		2		
	并发症观察及护理：心动过缓及血压下降、脑过度灌注综合征、缺血性脑卒中、穿刺点出血、肾功能不全、栓塞和血栓形成、穿刺点感染等		14		
	健康 教育	饮食、活动要求及注意事项	2		
		导管留置的目的和注意事项	4		
出院 护理 6分	出院病历书写		2		
	出院指导：饮食、活动、用药指导、伤口管理、复查时间、结账方式、征询意见等		4		
理论 回答 10分			10		

（二）颈动脉狭窄开放手术围手术期护理流程与考评标准

考评者 _____ 被考评者 _____ 考评日期 _____ 得分 _____

项目	考评内容		分值	存在问题	得分
入院护理 18分	入院介绍：管床医生和责任护士、病区环境、作息时间、病室物品使用、规章制度等		2		
	入院评估：生命体征、自理能力、精神心理状态、导管滑脱、跌倒、压力性损伤、VTE风险等		2		
	病历完成：各项护理记录		2		
	知识宣教		4		
	双上肢血管通畅度评估		2		
	用药护理		2		
	偏瘫护理		4		
术前护理 26分	指导落实相关检查		2		
	术中用药准备及皮试		4		
	术前指导	全麻术后饮食指导	2		
		取下义齿、眼镜、发夹、手表、饰品等，妥善保管	2		
		心理护理	2		
		指导患者练习床上排便，正确咳嗽、咳痰	2		
		告知患者下床时间及注意事项	2		
		告知患者留置导管的目的及注意事项	4		
	术晨护理	皮肤准备	2		
		检查手术部位标识	2		
		监测生命体征	2		

项目	考评内容		分值	存在问题	得分
术后护理 40分	体位指导		2		
	饮食护理		2		
	床旁用物准备：气管切开包等急救物品		2		
	用药护理		2		
	偏瘫护理		2		
	病情观察	监测生命体征	2		
		观察伤口情况，评估有无渗血、渗液和血肿等	2		
	心理护理		2		
	活动指导		4		
	并发症观察及护理：脑过度灌注综合征、缺血性脑卒中、神经损伤、伤口出血/血肿甚至窒息、感染和血栓形成等		12		
	健康教育	饮食、活动要求及注意事项	4		
		导管留置的目的和注意事项	4		
出院护理 6分	出院病历书写		2		
	出院指导：饮食、活动、用药指导、伤口管理、压力治疗、复查时间、结账方式、征询意见等		4		
理论回答 10分			10		

第二节
椎动脉狭窄

椎动脉狭窄是由动脉粥样硬化等原因引起椎动脉管腔狭窄的一种脑血管病变，主要表现有头晕、恶心、头痛、步态不稳或跌倒、短暂性意识丧失等。

一、常见手术方式及适应证

（一）腔内手术

椎动脉支架植入术　适用于：①一侧狭窄≥50%，伴有对侧椎动脉狭窄闭塞或发育不良，或者对侧椎动脉没有参与到基底动脉；前循环血管病变（狭窄或闭塞），后循环通过大脑动脉环对前循环有重要的代偿作用。②双侧狭窄≥50%，伴有后循环缺血性脑卒中/TIA；或者前循环血管病变（狭窄或闭塞），后循环通过大脑动脉环对前循环有重要代偿作用。

（二）开放手术

开放手术主要包括颈总动脉－椎动脉搭桥术、锁骨下动脉－椎动脉搭桥术、椎动脉－颈内动脉转流术等。

本节主要介绍腔内手术的围手术期护理常规。

二、护理常规

入院护理

参见第三章第一节颈动脉狭窄入院护理中相关内容。

术前护理

参见第一章第一节血管外科常见疾病腔内手术护理常规术前护理中相关内容。

术后护理

1. 常见并发症的观察及护理

（1）缺血性脑卒中

1）原因：术中椎动脉斑块脱落或新的血栓形成后随血液循环到达脑动脉等。

2）临床表现：根据缺血部位、面积的不同而有不同的临床表现。缺血性脑卒中的患者初期一般意识清醒，也有可能出现眩晕、黑矇、恶心、饮水呛咳等；中期出现偏瘫、感觉障碍、共济失调、霍纳综合征；严重时可进展为脑疝或脑死亡。

3）预防和护理：严密监测患者生命体征，维持血压稳定，注意评估患者四肢肌力、神志情况，特别是有无肢体活动障碍、对侧偏瘫等，一旦发现患者出现肢体活动障碍、视力障碍等，应及时告知医生，做好患者检查或再次手术的术前准备。同时，密切监测患者凝血指标，观察皮肤黏膜、消化系统、泌尿系统等有无出血倾向，警惕因凝血功能异常造成脑卒中。

（2）脑过度灌注综合征：参见第三章第一节颈动脉狭窄术后护理腔内手术中相关内容。

（3）穿刺点出血、肾功能不全、栓塞和血栓形成、穿刺点感染：参见第一章第一节血管外科常见疾病腔内手术护理常规术后护理中相关内容。

2. 病情观察　参见第三章第一节颈动脉狭窄术后护理中腔内手术相关内容。

3. 体位与活动、饮食护理、伤口护理、用药护理、生活护理　参见第一章第一节血管外科常见疾病腔内手术护理常规术后护理中相关内容。

出院护理 --

参见第三章第一节颈动脉狭窄出院护理中相关内容。

三、护理流程

椎动脉狭窄腔内手术围手术期护理流程与考评标准

考评者 _____　被考评者 _____　考评日期 _____　得分 _____

项目	考评内容	分值	存在问题	得分
入院护理 18分	入院介绍：管床医生和责任护士、病区环境、作息时间、病室物品使用、规章制度等	2		
	入院评估：生命体征、自理能力、精神心理状态、导管滑脱、跌倒、压力性损伤、VTE 风险等	4		
	病历完成：各项护理记录	2		
	知识宣教	4		
	血管通畅度评估	4		
	用药护理	2		

项目	考评内容			分值	存在问题	得分
术前护理 24分	指导落实相关检查			2		
	评估有无对比剂过敏史，术中用药准备			4		
	术前指导	饮食护理		2		
		取下义齿、眼镜、发夹、手表、饰品等，妥善保管		2		
		心理护理		2		
		指导患者练习床上排便，正确咳嗽、咳痰		3		
		告知患者下床时间及注意事项		3		
	术晨护理	皮肤准备		2		
		检查手术部位标识		2		
		监测生命体征		2		
术后护理 40分	体位护理			2		
	饮食护理			2		
	用药护理			4		
	病情观察	疼痛评估，监测生命体征		4		
		伤口护理		4		
		血管通畅度评估		4		
	心理护理			2		
	并发症观察及护理：脑过度灌注综合征、缺血性脑卒中、穿刺点出血、肾功能不全、栓塞和血栓形成、穿刺点感染等			12		
	健康教育：活动要求及注意事项			6		

项目	考评内容	分值	存在问题	得分
出院护理 8分	出院病历书写	2		
	出院指导：饮食、活动、用药指导、伤口管理、压力治疗、复查时间、结账方式、征询意见等	6		
理论回答 10分		10		

第三节
颈动脉体瘤

颈动脉体瘤（carotid body tumor，CBT）是一种起源于颈动脉分叉处的血供丰富的化学感受器肿瘤。患者早期可无明显症状，当颈动脉体瘤增大到一定程度可出现相应的压迫症状，如声音嘶哑、饮水呛咳、舌运动受限等。

一、常见手术方式及适应证

颈动脉体瘤切除术　手术应根据肿瘤大小、累及颈动脉的程度及脑侧支循环建立情况选择不同术式。

（1）颈动脉体瘤剥离术：是最理想的手术方式，适于 Shamblin Ⅰ型和部分瘤体较小、与颈动脉粘连较轻的 Shamblin Ⅱ型。

（2）肿瘤剥离联合颈外动脉结扎术：适于体积较大的 Shamblin Ⅱ、Ⅲ型。

（3）肿瘤切除联合颈内动脉重建术：适于侵犯颈动脉分叉、颈内动脉的 Shamblin Ⅱ、Ⅲ型。

（4）肿瘤切除、颈总动脉结扎术：前提是脑侧支循环代偿良好，患侧颈内动脉逆向压力＞70mmHg。

二、护理常规

1. 病情观察 颈动脉体瘤压迫症状评估：①压迫颈总动脉或颈内动脉，注意患者有无头晕、耳鸣、视物模糊，甚至晕厥等，如有上述症状，采取患者教育、警示标识设置、地面防滑处理、充足照明、拉好床栏、体位改变指导等预防措施；②压迫周围神经，注意患者有无声音嘶哑、吞咽困难、进食或饮水时发生呛咳等，如有上述症状，饮食时患者应取半坐卧位或健侧卧位，选择软质或糊状的黏稠食物，少量多餐，若有食物滞留口腔，指导患者利用舌的运动将食物后送以利吞咽，指导患者一旦出现呛咳，立即将头部偏向一侧，协助患者清除口腔分泌物，避免发生误吸；③压迫颈动脉窦，注意患者有无心率减慢、血压下降等，如有上述症状，应立即遵医嘱给予静脉注射阿托品注射液 0.5～1mg 或者静脉注射多巴胺注射液 20～40mg 等急救处理，确保心率和血压处于正常范围。

2. 环境介绍、健康评估、用药护理 参见第一章第一节血管外科常见疾病腔内手术护理常规入院护理中相关内容。

3. 饮食护理、活动指导 参见第三章第一节颈动脉狭窄入院护理中相关内容。

参见第三章第一节颈动脉狭窄术前护理中开放手术相关内容。

术后护理

1. 常见并发症的观察及护理

（1）缺血性脑卒中、神经损伤、伤口出血或血肿：参见第三章第一节颈动脉狭窄术后护理中相关内容。

（2）感染、血栓形成：参见第一章第二节血管外科常见疾病开放手术护理常规术后护理中相关内容。

2. 体位与活动、病情观察、饮食护理　参见第三章第一节颈动脉狭窄术后护理开放手术中相关内容。

3. 伤口护理、管道护理、用药护理、生活护理　参见第一章第二节血管外科常见疾病开放手术护理常规术后护理中相关内容。

出院护理

1. 饮食指导　嘱患者多食新鲜水果和蔬菜，禁烟酒及辛辣食物。

2. 伤口指导　保持伤口清洁干燥，如果伤口出现渗血、渗液，应及时到医院就诊。伤口是否需要拆线依据医生术中采用的缝合材质而定。

3. 用药指导　遵医嘱服药，观察药物不良反应，不可自行调节药物剂量。

4. 定期随访　遵医嘱门诊随访，如出现颈部肿胀、声音嘶哑、饮水呛咳、舌运动受限等表现，及时复查。

三、护理流程

颈动脉体瘤开放手术围手术期护理流程与考评标准

考评者 _____ 被考评者 _____ 考评日期 _____ 得分 _____

项目	考评内容		分值	存在问题	得分
入院护理 20分	入院介绍：管床医生和责任护士、病区环境、作息时间、病室物品使用、规章制度等		2		
	入院评估：生命体征、自理能力、精神心理状态、导管滑脱、跌倒、压力性损伤、VTE风险等		2		
	病历完成：各项护理记录		2		
	知识宣教		4		
	饮食护理		2		
	颈动脉体瘤压迫症状评估		8		
术前护理 26分	指导落实相关检查		2		
	术中用药准备及皮试		4		
	术前指导	饮食护理	2		
		取下义齿、眼镜、发夹、手表、饰品等，妥善保管	2		
		心理护理	2		
		指导患者练习床上排便，正确咳嗽、咳痰	2		
		告知患者下床时间及注意事项	2		
		告知患者留置导管的目的及注意事项	4		

项目	考评内容		分值	存在问题	得分
术前护理 26分	术晨护理	皮肤准备	2		
		检查手术部位标识	2		
		监测生命体征	2		
术后护理 38分	体位护理		2		
	饮食护理		2		
	床旁用物准备：气管切开包等急救物品		2		
	用药护理		4		
	病情观察	疼痛评估，监测生命体征	2		
		伤口护理	2		
	心理护理		2		
	活动指导		4		
	并发症观察及护理：缺血性脑卒中、神经损伤、伤口出血/血肿甚至窒息、感染、血栓形成		12		
	健康教育	活动要求及注意事项	2		
		导管（如伤口引流管）留置的目的	4		
出院护理 6分	出院病历书写		2		
	出院指导：饮食、活动、用药指导、伤口管理、复查时间、结账方式、征询意见等		4		
理论回答 10分			10		

第四节
颅外段颈动脉瘤

颅外段颈动脉瘤是由颈动脉粥样硬化、创伤、细菌感染、梅毒或先天性动脉囊性中层坏死所引起的颈动脉壁损伤、变薄，在血流冲击下逐渐膨大扩张形成的瘤样结构。瘤体如影响颅内供血，可出现头晕、目眩、耳鸣等，瘤体内血栓脱落也可引起短暂性脑缺血发作或脑梗死，部分患者因瘤体破裂出血导致窒息而猝死。

一、常见手术方式及适应证

（一）腔内手术

支架辅助弹簧圈栓塞术　适用于创伤性假性动脉瘤、自发性颈动脉夹层动脉瘤或颈动脉内膜剥脱术后假性动脉瘤以及邻近颅底的高位动脉瘤，和既往有颈部手术史或放疗史的患者、全身情况不良或存在颈部感染而不适合接受传统手术治疗的患者。

（二）开放手术

颅外段颈动脉瘤切除术　①颅外段颈内动脉瘤切除＋颈内动脉直接吻合术，适用于合并颈内动脉冗长扭曲、小瘤体的颅外段颈内动脉瘤；②颅外段颈内动脉瘤切除＋自体／人工血管植入术，适用于除远端瘤体显露和阻断困难外的颅外段颈内动脉瘤。

二、护理常规

1. 饮食护理、活动指导　参见第三章第一节颈动脉狭窄入院护理中相关内容。

2. 病情观察

（1）疼痛护理、血糖监测、血压控制：参见第一章第一节血管外科常见疾病腔内手术护理常规入院护理中相关内容。

（2）压迫症状评估：参见第三章第三节颈动脉体瘤入院护理中相关内容。

（3）缺血性脑卒中的观察与护理：观察患者有无头痛、头晕、失语、黑矇、视物模糊、耳鸣、记忆力减退等症状；有无偏瘫、肢体麻木等肢体活动及感觉障碍。若患者存在偏瘫，动态评估患者肌力变化，指导并协助患者进行有效的功能锻炼，如上肢的上举、外展、外旋，肘关节的伸屈活动，下肢踝泵运动，避免肌肉萎缩；定时翻身叩背，防止压力性损伤和坠积性肺炎的发生。

（4）颅外段动脉瘤破裂的观察：严密监测患者血压的变化，倾听患者主诉，如患者突然出现颈部剧烈疼痛、面色苍白等表现，疑为动脉瘤破裂，及时告知医生，并迅速抢救。

（5）血管通畅度评估：评估患者双下肢皮温、颜色、动脉搏动情况，如有异常，及时汇报医生。

3. 环境介绍、健康评估、用药护理　参见第一章第一节血管外科常见疾病腔内手术护理常规入院护理中相关内容。

✎ 术前护理

（一）腔内手术

参见第三章第一节颈动脉狭窄术前护理中腔内手术相关内容。

（二）开放手术

参见第三章第一节颈动脉狭窄术前护理中开放手术相关内容。

⊥ 术后护理

（一）腔内手术

1. 病情观察

（1）疼痛护理：参见第一章第一节血管外科常见疾病腔内手术护理常规入院护理中相关内容。

（2）生命体征观察：参见第三章第一节颈动脉狭窄术后护理中腔内手术相关内容。

（3）缺血性脑卒中的观察与护理、血管通畅度评估：同本节入院护理相关内容。

2. 常见并发症的观察及护理　参见第三章第一节颈动脉狭窄术后护理中腔内手术相关内容。

3. 体位与活动、伤口护理、用药护理、生活护理　参见第一章第一节血管外科常见疾病腔内手术护理常规术后护理中相关内容。

（二）开放手术

1. 病情观察

（1）疼痛护理、呼吸道护理、尿量观察：参见第一章第二节血管外科常见疾病开放手术护理常规术后护理中相关内容。

（2）生命体征观察：参见第三章第一节颈动脉狭窄术后护理中相关内容。

（3）颅外段动脉瘤破裂的观察、缺血性脑卒中的观察与护理：同本节入院护理中相关内容。

2. 体位与活动、饮食护理、常见并发症的观察及护理 参见第三章第一节颈动脉狭窄术后护理中开放手术相关内容。

3. 伤口护理、管道护理、用药护理、生活护理 参见第一章第二节血管外科常见疾病开放手术护理常规术后护理中相关内容。

⌂ 出院护理 ┈┈┈┈┈┈┈┈┈┈┈┈┈┈┈┈┈┈┈┈┈┈┈┈┈┈┈┈┈┈┈┈┈┈┈┈

参见第三章第一节颈动脉狭窄出院护理中相关内容。

三、护理流程

（一）颅外段颈动脉瘤腔内手术围手术期护理流程与考评标准

考评者 _____ 被考评者 _____ 考评日期 _____ 得分 _____

项目	考评内容	分值	存在问题	得分
入院护理 16分	入院介绍：管床医生和责任护士、病区环境、作息时间、病室物品使用、规章制度等	2		

项目	考评内容		分值	存在问题	得分
入院护理 16分	入院评估：生命体征、自理能力、精神心理状态、导管滑脱、跌倒、压力性损伤、VTE 风险等		2		
	病历完成：各项护理记录		2		
	知识宣教		2		
	用药护理		2		
	血管通畅度评估：双下肢		2		
	压迫症状、缺血性脑卒中的观察与护理		4		
术前护理 26分	指导落实相关检查		2		
	评估有无对比剂过敏史，术中用药准备及皮试		4		
	术前指导	饮食护理	2		
		取下义齿、眼镜、发夹、手表、饰品等，妥善保管	2		
		心理护理	2		
		指导患者练习床上排便，正确咳嗽、咳痰	2		
		告知患者下床时间及注意事项	2		
		留置导管的目的及注意事项	4		
	术晨护理	皮肤准备	2		
		检查手术部位标识	2		
		监测生命体征	2		

项目	考评内容		分值	存在问题	得分
术后护理 40分	体位护理		2		
	饮食护理		2		
	用药护理		2		
	病情观察	疼痛评估，监测生命体征	3		
		观察伤口情况	3		
		血管通畅度评估：双下肢	4		
	心理护理		2		
	活动指导		4		
	并发症观察及护理：心动过缓及血压下降、脑过度灌注综合征、缺血性脑卒中、穿刺点出血、肾功能不全、栓塞和血栓形成、穿刺点感染等		16		
	健康教育：饮食、活动要求及注意事项		2		
出院护理 8分	出院病历书写		2		
	出院指导：饮食、活动、用药、伤口管理、复查时间、结账方式、征询意见等		6		
理论回答 10分			10		

（二）颅外段动脉瘤开放手术围手术期护理流程与考评标准

考评者 ＿＿＿＿＿ 被考评者 ＿＿＿＿＿ 考评日期 ＿＿＿＿＿ 得分 ＿＿＿＿＿

项目	考评内容		分值	存在问题	得分
入院护理 18 分	入院介绍：管床医生和责任护士、病区环境、作息时间、病室物品使用、规章制度等		2		
	入院评估：生命体征、自理能力、精神心理状态、导管滑脱、跌倒、压力性损伤、VTE 风险等		2		
	病历完成：各项护理记录		2		
	知识宣教		4		
	生命体征的监测		2		
	压迫症状评估、缺血性脑卒中的观察与护理		4		
	用药护理		2		
术前护理 24 分	指导落实相关检查		2		
	术中用药备及皮试		2		
	术前指导	饮食护理	2		
		取下义齿、眼镜、发夹、手表、饰品等，妥善保管	2		
		心理护理	2		
		指导患者练习床上排便，正确咳嗽、咳痰	2		
		告知患者下床时间及注意事项	2		
		告知患者留置导管的目的及注意事项	4		

项目	考评内容		分值	存在问题	得分
术前护理 24分	术晨护理	皮肤准备	2		
		检查手术部位标识	2		
		监测生命体征	2		
术后护理 40分	体位护理		2		
	饮食护理		2		
	床旁用物准备：气管切开包等急救物品		2		
	用药护理		2		
	病情观察	监测生命体征	4		
		观察伤口情况	4		
	心理护理		2		
	活动指导		2		
	并发症观察及护理：脑过度灌注综合征、缺血性脑卒中、神经损伤、伤口出血/血肿甚至导致窒息、感染和血栓形成等		14		
	健康教育	饮食、活动要求及注意事项	2		
		导管（如伤口引流管）留置的目的	4		
出院护理 8分	出院病历书写		2		
	出院指导：饮食、活动、用药指导、伤口管理、复查时间、结账方式、征询意见等		6		
理论回答 10分			10		

第五节
主动脉夹层

主动脉夹层（dissection of aorta，AD）是指由于主动脉内膜受到强有力的血液冲击等原因造成局部撕裂、剥离、扩展，血液进入中膜和外膜之间，形成真假两腔。主动脉夹层是一种严重威胁生命健康的危重症心血管疾病。近年来，随着医务人员对主动脉疾病认识的提高，以及影像诊断方法、手术技术的进步，主动脉夹层的诊出率不断提高，手术死亡及并发症发生率明显下降。本节主要介绍血管外科医疗领域可以治疗的主动脉夹层。

一、常见手术方式及适应证

（一）腔内手术

主动脉夹层腔内修复术　急性或亚急性 AD 腔内修复术适应证包括：难以控制的疼痛、难以控制的高血压、主动脉破裂或先兆破裂、主动脉分支血管严重缺血。即使未出现以上情况，腔内治疗亦可作为急性或亚急性 AD 的选择。慢性 AD 腔内修复术适应证包括：AD 直径>5.5cm 或直径每年增大>10mm；破裂或先兆破裂的 AD；其他主动脉夹层进展的情况等。

（二）复合手术

包括左颈总动脉 – 左锁骨下转流术联合主动脉覆膜支架

植入术、腋动脉 – 腋动脉转流联合主动脉覆膜支架植入术等。适应证为近端锚定区不足（＜1.5cm）或锚定区不良或左锁骨下动脉受累。

二、护理常规

⛿ 入院护理 ---------------------------------

1. **饮食护理** 低盐、低脂、富含维生素、纤维素饮食，禁食辛辣、刺激及胆固醇高的食物。

2. **排便护理** 评估患者排便情况，护理人员主动了解患者生活方式、排便习惯，为患者制订个性化饮食计划，给予低盐、低脂、高蛋白、高纤维素饮食，若无禁忌证时建议患者饮水 1 500 ~ 2 000ml/d。便秘患者遵医嘱使用缓泻剂，如口服乳果糖溶液、开塞露纳肛等，必要时遵医嘱行不保留灌肠。

3. **活动指导** 急性期患者绝对卧床休息，检查需专人陪同护送，协助患者进餐、床上排便、翻身。非急性期患者可根据病情，室内适当活动。

4. **病情观察**

（1）血压、心率监测：严密监测、控制患者的血压、心率。对于慢性 AD 患者，遵医嘱予患者口服降压药物控制血压和心率；对于急性 AD 患者如血压过高，遵医嘱及时、准确使用静脉降压药物，平稳降压，并密切评估用药后效果和有无不良反应的发生。建议将急性 AD 患者收缩压控制在 100 ~ 120mmHg，如果合并糖尿病或慢性肾功能衰竭，建议将血压控制在 130/80mmHg 以下，心率控制在 60 ~ 80 次 /min。若 AD 患者出现血压骤升伴有突发疼痛，而后血压迅速下降，应立即明确原因，警惕 AD 破裂或逆撕导致心包填塞，必要时积极配合医生抢救，做好急诊手术准备。

（2）疼痛护理：参见第一章第一节血管外科常见疾病腔内手术护理常规入院护理中相关内容。

（3）AD 累及相关系统的评估和观察

1）循环系统：如夹层累及左锁骨下动脉，应遵医嘱评估患者双上肢血压，受累侧上肢有无疼痛、苍白、发凉、脉搏减弱或消失等；如夹层累及髂动脉，应评估患者下肢动脉供血情况，是否出现下肢疼痛、苍白、发凉或间歇性跛行等表现。

2）神经系统：如夹层累及颈动脉，应评估患者有无头晕、黑矇、晕厥等表现。

3）消化系统：如夹层累及肠系膜动脉，评估患者有无腹痛、腹泻、急腹症等表现。

4）泌尿系统：如夹层累及肾动脉，应评估患者血中肌酐、尿素指标是否正常，倾听患者有无急性腰痛主诉，观察患者尿量颜色、性质、量等。

5. 环境介绍、健康评估、用药护理　参见第一章第一节血管外科常见疾病腔内手术护理常规入院护理中相关内容。

✎ 术前护理

（一）腔内手术

参见第一章第一节血管外科常见疾病腔内手术护理常规术前护理中相关内容。

（二）复合手术

参见第一章第一节血管外科常见疾病腔内手术护理常规术前护理中相关内容和第一章第二节血管外科常见疾病开放手术护理常规术前护理中相关内容。

🛏 术后护理

（一）腔内手术

1. 排便护理　同本节入院护理相关内容。

2. 常见并发症的观察及护理

（1）腔内修复术后综合征（post endovascular repair syndrome，PERS）

1）原因：可能与机体植入支架、假腔血栓化、手术创伤等引起应激反应有关。

2）临床表现："三高两低"，即体温高、白细胞计数高、C反应蛋白升高，血小板计数低、血红蛋白低。

3）预防和护理：观察患者的体温变化，若体温<38.5℃，嘱其多饮水并给予冰袋物理降温。若体温>38.5℃，应注意有无感染，并遵医嘱给予非甾体抗炎药物及物理降温等对症处理，必要时遵医嘱抽取血培养标本送检。血小板计数及血红蛋白降低患者，观察其全身有无出血、头晕等不适症状，做好安全护理，必要时遵医嘱输注血制品。

（2）缺血性脑卒中

1）原因：主动脉弓部斑块或附壁血栓脱落导致颈动脉或颅内动脉栓塞，或覆膜支架覆盖无名动脉或左颈总动脉。

2）临床表现：患者口角歪斜，一侧肢体凉感、麻木，严重者可出现偏瘫、神志不清。

3）预防和护理：术后严密观察患者神志、面部表情，查看有无口角歪斜，四肢皮温、色泽及活动是否正常，动脉搏动是否可触及。发现异常，及时汇报医生。

（3）截瘫

1）原因：覆膜支架隔绝肋间动脉、大根动脉、左锁骨下动脉等开口，导致脊髓供血不足。

2）临床表现：脊髓受损平面以下运动障碍。

3）预防和护理：术后应严密观察患者的肢体活动是否存在障碍，有无大、小便失禁等情况，如发生某一水平面以下的肢体活动障碍，及时通知医生。必要时遵医嘱给予患者脑脊液引流，严格无菌操作，妥善固定导管，做好标识，并告知患者脑脊液引流的重要性，持续监测体温变化，检查消毒穿刺部位有无红肿和渗血、渗液。脑脊液引流期间，患者取去枕仰卧位，改变体位时，应暂时夹闭引流管。控制引流速度，切忌过快过多，一般控制在200ml/d左右，引流速度<（15~20）ml/h。引流过程中，注意观察患者各项生命体征，下肢肌力及排便、排尿情况，询问患者有无头痛、眩晕、呕吐等表现。同时，观察脑脊液引流液的颜色、性状，每班记录引流量。一旦有异常情况，立即通知医生。若患者出现截瘫，应动态评估患者肌力变化，要求24小时专人陪护，指导并协助家属给予患者瘫痪部位有效的功能锻炼，如上肢的上举、外展、外旋、肘关节的伸屈活动、下肢的伸屈活动和足的伸屈活动，避免肌肉萎缩；定时翻身叩背，防止压力性损伤和坠积性肺炎的发生。

（4）内漏

1）原因：术中未能将血管破口完全封闭，仍有血流通过支架及主动脉内壁；由于支架植入处存在的钙化斑块突起等原因导致支架移植物与主动脉壁黏附不紧密。

2）临床表现：主动脉夹层继续扩大甚至破裂，导致患者出现胸背部撕裂样疼痛甚至休克。

3）预防和护理：严密监测患者心率、血压波动情况，将收缩压控制在 100～120mmHg，心率<80 次/min，避免血压波动较大。及时倾听患者主诉，严密观察患者胸背部疼痛情况，如疼痛较术前加剧，且伴随血压升高，应警惕内漏引起的主动脉夹层破裂，及时通知医生。

（5）穿刺点/切口出血、肾功能不全、栓塞和血栓形成、穿刺点/切口感染：参见第一章第一节血管外科常见疾病腔内手术护理常规术后护理中相关内容。

（6）主动脉破裂

1）常见原因：主动脉壁病变（如合并结缔组织病、急性期主动脉壁水肿等）；术中操作不当、覆膜支架选择不当等因素导致夹层逆行撕裂；支架近远端新发撕裂口、内漏导致夹层假腔扩大破裂；术后血压控制不良。

2）临床表现：患者可能出现突发的胸背部撕裂样疼痛，血压迅速下降等表现。

3）预防和护理：遵医嘱予患者持续心电监测，严格控制血压。保持患者大便通畅，防止反复咳嗽，以免引起腹内压增高。如患者出现胸背部剧烈疼痛伴血压下降，应立即汇报医生，协助患者取平卧位，持续吸氧，迅速建立两条以上静脉通道，遵医嘱快速大量补液，使用血管活性药物以维持有效循环血容量。

（7）腹腔分支动脉缺血

1）常见原因：术中操作造成假腔中血栓脱落栓塞肠系膜动脉；术后急性肠系膜动脉血栓形成。

2）临床表现：患者出现腹痛、黑便等表现。

3）预防和护理：如患者术后出现腹痛，及时评估腹痛程度、性质、持续时间，进食后腹痛有无加剧，是否合并腹胀、腹膜刺激征、肠鸣音消失、血便等。一旦患者发生肠系膜动脉缺血，遵医嘱予禁食水，必要时进行胃肠减压，建立静脉通路，遵医嘱使用抗生素预防感染，补液增加内脏灌注，同时做好腔内手术或剖腹探查手术准备。

3. 体位与活动、病情观察、伤口护理、饮食护理、用药护理、生活护理 参见第一章第一节血管外科常见疾病腔内手术护理常规术后护理中相关内容。

（二）复合手术

1. 体位与活动 对于股动脉手术入路患者体位与活动参见第一章第一节血管外科常见疾病腔内手术护理常规术后护理中相关内容。对于颈部伤口患者，告知患者头颈部避免大幅度活动，翻身时动作轻柔，防止伤口出血。

2. 常见并发症的观察及护理

（1）神经损伤、伤口出血甚至窒息：参见第三章第一节颈动脉狭窄术后护理中开放手术相关内容。

（2）感染、血栓形成：参见第一章第二节血管外科常见疾病开放手术护理常规术后护理中相关内容。

（3）重建的主动脉弓上分支动脉血栓形成 / 吻合口狭窄

1）常见原因：分支动脉解剖因素；术后抗凝、抗血小板不足；患者凝血功能异常等。

2）临床表现：患者出现头晕、黑矇、反应迟钝等大脑缺血、缺氧表现，和 / 或出现上肢皮肤苍白、皮温低、麻木等肢体缺血表现。

3）预防和护理：术后护士应及时评估患者左颈动脉、上肢远端动脉搏动情况。遵医嘱予抗凝、祛聚治疗。如患者出现相关缺血表现，加强脑部、上肢肢体等部位缺血的动态评估和观察，必要时做好手术准备。

3. 病情观察、伤口护理、管道护理、饮食护理、用药护理、生活护理　参见第一章第二节血管外科常见疾病开放手术护理常规术后护理中相关内容。

🫳 出院护理

1. 饮食指导　低盐、低脂饮食，戒烟戒酒，多食用新鲜蔬菜和水果，保持大便通畅。

2. 活动指导　患者出院后休息为主，活动量循序渐进，注意劳逸结合。建议有氧轻运动为主，如散步、慢跑等。运动应适量，以不感到劳累为宜。

3. 血压控制　高血压患者出院后遵医嘱服用降压药物，将收缩压控制在 140mmHg 以下，勿随意调整药物剂量，每日测量血压。

4. 定期复查　遵医嘱定期门诊随访，以监测有无内漏等远期并发症的发生。

三、护理流程

（一）主动脉夹层腔内手术围手术期护理流程与考评标准

考评者 _____ 被考评者 _____ 考评日期 _____ 得分 _____

项目	考评内容		分值	存在问题	得分
入院护理 22分	入院介绍：管床医生和责任护士、病区环境、作息时间、病室物品使用、规章制度等		2		
	入院评估：生命体征、自理能力、精神心理状态、导管滑脱、跌倒、压力性损伤、VTE风险等		2		
	病历完成：各项护理记录		2		
	知识宣教		2		
	生命体征的监测和控制		2		
	夹层破裂的观察		4		
	累及相关系统的评估和观察：循环系统、神经系统、消化系统等		6		
	用药护理		2		
术前护理 24分	指导落实相关检查		2		
	评估有无对比剂过敏史，术中用药准备及皮试		4		
	术前指导	饮食护理	2		
		取下义齿、眼镜、发夹、手表、饰品等，妥善保管	2		
		心理护理	2		
		指导患者练习床上排便，正确咳嗽、咳痰	2		
		告知患者下床时间及注意事项	2		
		告知患者留置导管的目的及注意事项	2		

项目	考评内容		分值	存在问题	得分
术前护理 24 分	术晨护理	皮肤准备	2		
		检查手术部位标识	2		
		监测生命体征	2		
术后护理 38 分	体位护理		2		
	饮食护理		2		
	物品准备：心电监护、吸氧装置等		2		
	用药护理		2		
	病情观察	监测生命体征	2		
		观察伤口情况，评估有无渗血、渗液、伤口周围皮下血肿	4		
		四肢末梢循环评估	2		
	心理护理		2		
	活动指导		4		
	并发症观察及护理：腔内修复术后综合征、缺血性脑卒中、截瘫、内漏、穿刺点/切口出血、肾功能不全、栓塞和血栓形成、穿刺点感染等		8		
	健康教育	主动脉夹层破裂的预防方法	2		
		活动要求及注意事项	2		
		导管（如伤口引流管）留置的目的	4		
出院护理 6 分	出院病历书写		2		
	出院指导：饮食、活动、用药指导、伤口管理、复查时间、结账方式、征询意见等		4		
理论回答 10 分			10		

（二）主动脉夹层开放手术围手术期护理流程与考评标准

考评者 _____ 被考评者 _____ 考评日期 _____ 得分 _____

项目	考评内容		分值	存在问题	得分
入院护理 22分	入院介绍：管床医生和责任护士、病区环境、作息时间、病室物品使用、规章制度等		2		
	入院评估：生命体征、自理能力、精神心理状态、导管滑脱、跌倒、压力性损伤、VTE风险等		2		
	病历完成：各项护理记录		2		
	知识宣教		2		
	生命体征的监测和控制		2		
	主动脉夹层破裂的观察		4		
	累及相关系统的评估和观察：循环系统、神经系统、消化系统等		6		
	用药护理		2		
术前护理 24分	指导落实相关检查		2		
	术中用药准备及皮试		4		
	术前指导	饮食护理	2		
		取下义齿、眼镜、发夹、手表、饰品等，妥善保管	2		
		心理护理	2		
		指导患者练习床上排便，正确咳嗽、咳痰	2		
		告知患者下床时间及注意事项	2		
		告知患者留置导管的目的及注意事项	2		

项目		考评内容	分值	存在问题	得分
术前护理 24分	术晨护理	皮肤准备	2		
		检查手术部位标识	2		
		监测生命体征	2		
术后护理 38分		体位护理	2		
		饮食护理	2		
		物品准备:心电监护、吸氧装置、气管切开包等急救物品	2		
		用药护理	2		
	病情观察	监测生命体征	2		
		观察伤口情况	4		
		四肢末梢循环评估	2		
		呼吸道护理、尿量观察	2		
		心理护理	2		
		活动指导	4		
		并发症观察及护理:神经损伤、伤口出血、窒息、感染、血栓形成等	8		
	健康教育	主动脉夹层破裂的预防方法	2		
		活动要求及注意事项	2		
		导管(如伤口引流管)留置的目的	2		
出院护理 6分		出院病历书写	2		
		出院指导:饮食、活动、用药指导、伤口管理、复查时间、结账方式、征询意见等	4		
理论回答 10分			10		

第六节
腹主动脉瘤

腹主动脉瘤（abdominal aortic aneurysm，AAA）是指主动脉中层结构破坏，动脉壁不能承受血液冲击的压力而形成的局部或者广泛性扩张，且扩张管腔直径大于等于正常直径的 1.5 倍。多数患者可自觉剑突下或脐周有搏动感，约 1/3 患者会有腹部脐周、两肋部或腰部疼痛。若 AAA 直径较大，可出现相邻器官或者组织压迫症状。

一、常见手术方式及适应证

（一）腔内手术

腹主动脉瘤腔内修复术　其解剖适应证主要体现在近端锚定区和入路血管的解剖条件。近端锚定区应满足：①近端瘤颈长度≥15mm；②近端瘤颈角度≤60°；③近端瘤颈直径<28mm；④近端瘤颈无严重钙化和大面积附壁血栓；⑤近端瘤颈形态规则。入路血管要求髂、股动脉无高度扭曲或狭窄，股动脉直径大于支架输送系统直径。

（二）开放手术

腹主动脉瘤切除＋人工血管移植术　适用于：①腹主动脉瘤瘤体直径>5cm，女性腹主动脉瘤直径偏细，如瘤体直径>4.5cm 应考虑手术治疗；②不论瘤体大小，若腹主动脉瘤瘤体直径增长速度过快（每半年增长>5mm）也需要考虑手术治疗；③不论瘤体大小，如出现因瘤体引起的疼痛，应当及时手术治疗。

二、护理常规

👤 入院护理

1. 饮食护理、排便护理、活动指导　参见第三章第五节主动脉夹层入院护理中相关内容。

2. 病情观察

（1）血压控制、动脉瘤破裂的观察：参见第三章第五节主动脉夹层入院护理中相关内容。

（2）AAA 压迫周围器官的评估和观察：若 AAA 压迫下腔静脉，应评估患者是否有下肢肿胀、疼痛等表现；若压迫肠道，应评估患者有无恶心、呕吐、腹痛、腹胀等肠道梗阻的相关表现，对于病情严重、形成主动脉肠瘘者，应评估其有无呕血、黑便等消化道出血的相关表现；若压迫输尿管，应评估患者有无腰痛、血尿、尿频、尿急、排尿困难等肾盂积水的相关表现。

（3）疼痛护理：参见第一章第一节血管外科常见疾病腔内手术护理常规入院护理中相关内容。

（4）四肢末梢循环评估：根据患者病情评估肢体血液循环情况，包括触摸动脉搏动，评估肢体温度、皮肤颜色、肢体活动和询问感觉有无异常、有无麻木等。

3. 环境介绍、健康评估、用药护理　参见第一章第一节血管外科常见疾病腔内手术护理常规入院护理中相关内容。

（一）腔内手术

参见第一章第一节血管外科常见疾病腔内手术护理常规术前护理中相关内容。

（二）开放手术

参见第一章第二节血管外科常见疾病开放手术护理常规术前护理中相关内容。

🛏 术后护理 ⋯⋯⋯⋯⋯⋯⋯⋯⋯⋯⋯⋯⋯⋯⋯⋯⋯⋯⋯⋯⋯⋯⋯⋯⋯⋯

（一）腔内手术

1. 排便护理 同本节入院护理相关内容。

2. 常见并发症的观察及护理

（1）内漏

1）原因：动脉瘤体过度扭曲、动脉瘤体距离分支动脉开口≤15mm、支架移位等。

2）临床表现：腹痛、腹部不适，严重者导致动脉瘤破裂，患者出现剧烈腹痛甚至休克。

3）预防和护理：严密监测患者心率、血压波动情况，遵医嘱控制血压，避免血压波动较大。及时倾听患者主诉，严密观察其腹部疼痛情况，如疼痛较术前加剧，且伴随血压升高，应警惕内漏引起的腹主动脉瘤破裂，及时汇报医生。

（2）PERS：参见第三章第五节主动脉夹层术后护理腔内

手术相关内容。

（3）穿刺点/切口出血、肾功能不全、栓塞和血栓形成、穿刺点/切口感染：参见第一章第一节血管外科常见疾病腔内手术护理常规术后护理中相关内容。

（4）截瘫：参见第三章第五节主动脉夹层术后护理中腔内手术相关内容。

（5）盆腔缺血

1）常见原因：病变累及髂内动脉；术中动脉硬化斑块或动脉瘤附壁血栓脱落至髂内动脉；主动脉支架覆盖髂内动脉。

2）临床表现：患者可能出现臀部、会阴部皮肤颜色苍白、皮温降低、疼痛、皮肤破损等皮肤缺血性改变。

3）预防和护理：护士应动态评估患者臀部、会阴部皮肤状态，倾听患者有无疼痛等主诉。一旦患者出现盆腔缺血，护士应遵医嘱予患者扩血管、抗凝等药物治疗，并观察患者症状改善情况。

（6）肠道缺血

1）常见原因：患者合并肠系膜上动脉狭窄或侧支循环不佳；主动脉支架覆盖肠系膜上动脉；主动脉支架覆盖肠系膜下动脉且侧支循环代偿不佳；主动脉支架覆盖双侧髂内动脉。

2）临床表现：患者可能出现腹痛、腹胀、肠鸣音减弱或消失等表现。

3）预防和护理：注意观察患者腹部症状和体征，评估大便的次数、形态、量和颜色。一旦患者出现肠道缺血，遵医嘱予禁食、禁饮，予患者静脉补充营养治疗，并保证出入量平衡。如患者出现腹膜刺激征表现，遵医嘱予患者抗感染治疗，如患者发生持续、剧烈腹痛等肠道坏死相关表现，应配合做好急诊剖腹探查准备。

（7）急性心肌梗死

1）常见原因：术中大量失血致术后冠状动脉灌注不足；术后血流动力学紊乱。

2）临床表现：患者有胸痛、胸闷、心悸等表现。

3）预防和护理：护士应动态评估患者心电图变化，并监测肌钙蛋白、肌酸激酶同工酶等血检验指标是否存在异常。一旦患者发生急性心肌梗死，护理人员应立即协助其绝对卧床休息，予持续心电监护和吸氧。胸痛患者遵医嘱予镇痛药物，并观察患者疼痛缓解情况。需要行冠状动脉溶栓治疗的患者，遵医嘱应用溶栓药物，并观察用药效果。

（8）缺血性脑卒中

1）常见原因：术中大量失血、麻醉药物和/或血管活性药物应用等导致血流动力学改变。

2）临床表现：参见第三章第五节主动脉夹层术后护理中腔内手术相关内容。

3）预防和护理：参见第三章第五节主动脉夹层术后护理中腔内手术相关内容。

3. 体位与活动、病情观察、伤口护理、用药护理、生活护理　参见第一章第一节血管外科常见疾病腔内手术护理常规术后护理中相关内容。

（二）开放手术

1. 常见并发症的观察及护理

（1）肠道缺血

1）原因：术后急性肠系膜动脉血栓形成；术中切除病变

动脉瘤，分支动脉未及时重建等。

2）临床表现：术后出现腹胀、腹痛、腹泻或便血、高热等。

3）预防和护理：及时准确评估患者腹部疼痛的部位、程度、性质及持续时间，观察患者大小便情况，如患者出现腹胀、腹痛、腹泻或便血、高热等表现，遵医嘱予患者禁食、禁饮，胃肠减压，以减轻肠道缺血带来的循环障碍。必要时协助医生进行手术探查，切除坏死肠道。

（2）出血、感染、VTE：参见第一章第二节血管外科常见疾病开放手术护理常规术后护理中相关内容。

（3）截瘫：参见第三章第五节主动脉夹层术后护理中腔内手术相关内容。

（4）急性心肌梗死：同本节术后护理中腔内手术相关内容。

（5）缺血性脑卒中：同本节术后护理中腔内手术相关内容。

（6）呼吸衰竭

1）常见原因：患者既往有呼吸系统疾病史；围手术期肺部感染；术后患者咳痰无力致清理呼吸道无效；术后下床活动较晚；术后严重血流动力学不稳定。

2）临床表现：患者出现呼吸困难、血氧饱和度下降、呼吸频率增快等表现。

3）预防和护理：术后予患者持续吸氧，注意监测患者呼吸频率和节律、血氧饱和度情况。指导患者进行呼吸功能锻炼及咳嗽排痰训练，帮助有效咳嗽咳痰。一旦患者出现呼吸衰竭表现，遵医嘱予患者高流量吸氧，急查动脉血气分析，必要时配合医生为患者建立人工气道和机械通气。

（7）肠道缺血

1）常见原因：患者肠系膜上动脉本身合并狭窄或侧支循环不佳；围手术期低血压和／或低血容量；术中阻断肠系膜上动脉；动脉粥样硬化斑块脱落栓塞肠系膜上动脉；术后过度使用血管升压药。

2）临床表现：同本节术后护理中腔内手术相关内容。

3）预防和护理：同本节术后护理中腔内手术相关内容。

2. 体位与活动、病情观察、伤口护理、管道护理、饮食护理、用药护理、生活护理　参见第一章第二节血管外科常见疾病开放手术护理常规术后护理中相关内容。

⚕ 出院护理

参见第三章第五节主动脉夹层出院护理中相关内容。

三、护理流程

（一）腹主动脉瘤腔内手术围手术期护理流程与考评标准

考评者 _____　被考评者 _____　考评日期 _____　得分 _____

项目	考评内容	分值	存在问题	得分
入院护理 22 分	入院介绍：管床医生和责任护士、病区环境、作息时间、病室物品使用、规章制度等	2		
	入院评估：生命体征、自理能力、精神心理状态、导管滑脱、跌倒、压力性损伤、VTE 风险等	2		
	病历完成：各项护理记录	2		
	知识宣教	2		

项目	考评内容		分值	存在问题	得分
入院护理 22分	监测生命体征		2		
	动脉瘤破裂的观察		4		
	AAA压迫周围器官的评估和观察：胃肠道、膀胱等		4		
	末梢循环评估：双下肢		2		
	用药护理		2		
术前护理 24分	指导落实相关检查		2		
	评估有无对比剂过敏史，术中用药准备及皮试		4		
	术前指导	饮食护理	2		
		取下义齿、眼镜、发夹、手表、饰品等，妥善保管	2		
		心理护理	2		
		指导患者练习床上排便，正确咳嗽、咳痰	2		
		告知患者下床时间及注意事项	2		
		告知患者留置导管的目的及注意事项	2		
	术晨护理	皮肤准备	2		
		检查手术部位标识	2		
		监测生命体征	2		
术后护理 38分	体位护理		2		
	饮食护理		2		
	物品准备：心电监护、吸氧装置等		2		
	用药护理		2		

项目	考评内容		分值	存在问题	得分
术后护理 38分	病情观察	监测生命体征	2		
		观察伤口情况	4		
		末梢循环评估：双下肢	2		
	心理护理		2		
	活动指导		4		
	并发症观察及护理：腔内修复术后综合征、内漏、穿刺点/切口出血、肾功能不全、栓塞和血栓形成、伤口感染等		8		
	健康教育	AAA破裂的预防方法	2		
		活动要求及注意事项	2		
		导管留置的目的	4		
出院护理 6分	出院病历书写		2		
	出院指导：饮食、活动、用药指导、伤口管理、复查时间、结账方式、征询意见等		4		
理论回答 10分			10		

（二）腹主动脉瘤开放手术围手术期护理流程与考评标准

考评者 _____ 被考评者 _____ 考评日期 _____ 得分 _____

项目	考评内容		分值	存在问题	得分
入院护理 22 分	入院介绍：管床医生和责任护士、病区环境、作息时间、病室物品使用、规章制度等		2		
	入院评估：生命体征、自理能力、精神心理状态、导管滑脱、跌倒、压力性损伤、VTE 风险等		2		
	病历完成：各项护理记录		2		
	知识宣教		2		
	监测生命体征		2		
	动脉瘤破裂的观察		4		
	AAA 压迫周围器官的评估和观察：胃肠道、输尿管、胆管等		4		
	末梢循环评估：双下肢		2		
	用药护理		2		
术前护理 24 分	指导落实相关检查		2		
	术中用药准备及皮试		4		
	术前指导	饮食护理	2		
		取下义齿、眼镜、发夹、手表、饰品等，妥善保管	2		
		心理护理	2		
		指导患者练习床上排便，正确咳嗽、咳痰	2		
		告知患者下床时间及注意事项	2		
		告知患者留置导管的目的及注意事项	2		

项目		考评内容	分值	存在问题	得分
术前护理 24分	术晨护理	皮肤准备	2		
		检查手术部位标识	2		
		监测生命体征	2		
术后护理 38分		体位护理	2		
		饮食护理	2		
		物品准备：心电监护、吸氧装置	2		
		用药护理	2		
	病情观察	监测生命体征	2		
		观察伤口情况	4		
		末梢循环评估：双下肢	2		
		出入量记录	2		
		心理护理	2		
		活动指导	4		
		并发症观察及护理：肠道缺血、出血、感染、血栓形成等	8		
	健康教育	AAA破裂的预防方法	2		
		活动要求及注意事项	2		
		导管（如伤口引流管）留置的目的	2		
出院护理 6分		出院病历书写	2		
		出院指导：饮食、活动、用药指导、伤口管理、压力治疗、复查时间、结账方式、征询意见等	4		
理论回答 10分			10		

第七节
主动脉缩窄

　　主动脉缩窄是一种胸降主动脉的局限性狭窄，通常位于左锁骨下动脉远端，邻近动脉导管连接部位。主动脉缩窄可以是单纯性的病变，也可以合并其他心脏畸形，如主动脉瓣狭窄，二尖瓣畸形等。

一、常见手术方式及适应证

（一）腔内手术

　　1. 主动脉球囊扩张术　儿童孤立型主动脉再狭窄；合并其他系统性疾病的成年人，如结缔组织病或特纳综合征；主动脉缩窄术后再狭窄。

　　2. 主动脉球囊扩张＋支架植入术　成人患者，缩窄部位周围伴有明显的侧支循环。

（二）开放手术

　　主动脉旁路术　主动脉缩窄两端压力阶差＞20mmHg，或虽压力阶差≤20mmHg，但影像学显示明确解剖狭窄且具有丰富的侧支或已存在收缩期高血压（大于同年龄与身高人群血压）。

二、护理常规

入院护理

1. 活动指导　指导患者适当活动，避免重体力劳动。加强患者跌倒风险因素的评估，外出检查专人陪护，出现头晕、黑矇症状的患者要求 24 小时专人陪护，以防止意外事件的发生。

2. 病情观察

（1）疼痛护理：参见第一章第一节血管外科常见疾病腔内手术护理常规入院护理中相关内容。

（2）血压观察：密切监测四肢血压，便于与术后进行对比。

（3）末梢循环评估：①双上肢皮肤温度、颜色、桡动脉搏动情况；②双下肢皮肤温度、颜色、足背动脉及胫后动脉搏动情况。

（4）心力衰竭观察与护理：严密观察患者有无呼吸困难、下肢肿胀发生，准确记录患者 24 小时出入量，必要时遵医嘱给予强心、利尿、扩血管等药物，同时做好药效及不良反应的观察。

3. 环境介绍、健康评估、饮食护理、用药护理　参见第一章第一节血管外科常见疾病腔内手术护理常规入院护理中相关内容。

术前护理

（一）腔内手术

参见第一章第一节血管外科常见疾病腔内手术护理常规术前护理中相关内容。

（二）开放手术

参见第一章第二节血管外科常见疾病开放手术护理常规术前护理中相关内容。

🔧 术后护理

（一）腔内手术

1. 病情观察

（1）生命体征观察：术后密切监测患者生命体征情况，包括血压、心率、呼吸、体温等，观察患者意识情况和肢体活动，视病情予以心电监护。

（2）疼痛、末梢循环评估、心力衰竭观察与护理：同本节入院护理中相关内容。

2. 体位与活动、伤口护理、饮食护理、用药护理、生活护理　参见第一章第一节血管外科常见疾病腔内手术护理常规术后护理中相关内容。

3. 常见并发症的观察及护理

（1）主动脉破裂

1）原因：主动脉壁病变（如合并结缔组织病等）、术中操作不当、覆膜支架选择不当等因素导致主动脉撕裂等。

2）临床表现：胸闷、胸痛、脸色苍白、脉搏细速、大汗淋漓等。

3）预防和护理：术后予患者持续心电监测，严密监测血压、心率、呼吸、疼痛等各项生命体征。遵医嘱严格控制血压，保持患者大便通畅，防止反复咳嗽引起腹内压增高。如患者一旦发生主动脉破裂相关表现，应立即汇报医生，协助患者取平卧位、制动、持续吸氧，迅速建立两路以上静脉通道，遵医嘱快速大量补液，使用血管活性药物以维持有效循环血容量，密切监测生命体征，快速完善手术术前准备。

（2）穿刺点/切口出血、肾功能不全、栓塞和血栓形成、穿刺点/切口感染：参见第一章第一节血管外科常见疾病腔内手术护理常规术后护理中相关内容。

（二）开放手术

1. 体位与活动、病情观察、伤口护理、管道护理、饮食护理、用药护理、生活护理　参见第一章第二节血管外科常见疾病开放手术护理常规术后护理中相关内容。

2. 常见并发症的观察及护理

（1）吻合口出血

1）原因：吻合口张力过大；术前患者状况较差，组织脆弱、凝血功能异常。

2）临床表现：短时间内胸腔引流管引流出大量鲜红色血性液体。

3）预防和护理：密切监测患者生命体征，尤其是血压和心率的变化；观察患者胸腔引流管中引流液的量、性、质，如有异常及时汇报医生；遵医嘱检测患者血常规、凝血功能等；准确记录患者24小时出入量，按时给予补液，必要时遵医嘱予以输血。

（2）低心排血量综合征

1）原因：术前左心功能不全，术中阻断时间较长。

2）临床表现：神志淡漠，尿量减少，心率增快，脉压变小，四肢发冷、苍白或发绀，桡动脉、足背动脉脉搏细弱。

3）预防和护理：密切监测患者的血压、心率和心律变化，发现异常及时汇报医生。遵医嘱给予吸氧，合并呼吸功能不全患者，遵医嘱予以机械通气。严格控制患者的出入量，避免容量负荷过重。容量负荷过重可增加左心室室壁张力，心肌耗氧增加，加重心肌缺血，损害心肌收缩功能。必要时遵医嘱使用正性肌力、降低后负荷药物，做好药物药效及不良反应的观察。

（3）主动脉再狭窄

1）原因：危险因素包括患者年龄、体重、主动脉发育不全、手术入路及主动脉吻合方式等。

2）临床表现：高血压、运动力减弱、下肢乏力、跛行等。

3）预防和护理：术后密切监测患者24小时血压，查看患者静息血压、上下肢血压差等，遵医嘱控制患者血压。嘱患者术后密切随访，一旦出现再狭窄相关症状，立即就诊，必要时做好二次手术准备。

（4）感染、血栓形成：参见第一章第二节血管外科常见疾病开放手术护理常规术后护理中相关内容。

⚕ 出院护理 ┈┈┈┈┈┈┈┈┈┈┈┈┈┈┈┈┈┈┈┈┈┈┈┈┈┈┈┈┈┈┈┈

1. 饮食指导　加强营养，进食高维生素、低盐、低胆固醇食物。

2. 活动指导　注意休息，适当活动，避免重体力劳动。

3. 血压控制　高血压患者出院后遵医嘱服用降压药物，将收缩压控制在140mmHg以下，勿随意调整药物剂量，每日测量血压。

4. 定期随访　对患者长期、密切随访。每年随访内容除心脏超声检查评估主动脉弓部及左室流出道情况外，须复查静息血压、上下肢血压差等。

三、护理流程

（一）主动脉缩窄腔内手术围手术期护理流程与考评标准

考评者 _____　被考评者 _____　考评日期 _____　得分 _____

项目	考评内容	分值	存在问题	得分
入院护理 22分	入院介绍：管床医生和责任护士、病区环境、作息时间、病室物品使用、规章制度等	2		
	入院评估：生命体征、自理能力、精神心理状态、导管滑脱、跌倒、压力性损伤、VTE风险等	2		
	病历完成：各项护理记录	2		
	知识宣教	4		
	监测生命体征	2		
	末梢循环评估	4		
	心力衰竭的观察与护理	4		
	用药护理	2		
术前护理 22分	指导落实相关检查	2		
	评估有无对比剂过敏史，术中用药准备及皮试	2		

项目		考评内容	分值	存在问题	得分
术前护理 22 分	术前指导	饮食护理	2		
		取下义齿、眼镜、发夹、手表、饰品等，妥善保管	2		
		心理护理	2		
		指导患者练习床上排便，正确咳嗽、咳痰	2		
		告知患者下床时间及注意事项	2		
		告知患者留置导管的目的及注意事项	2		
	术晨护理	皮肤准备	2		
		检查手术部位标识	2		
		监测生命体征	2		
术后护理 40 分		体位护理	2		
		饮食护理	2		
		物品准备：心电监护、吸氧装置等	2		
		用药护理	2		
	病情观察	监测生命体征	2		
		观察伤口情况	4		
		心力衰竭的观察与护理	4		
		末梢循环评估：双上肢及双下肢	4		
		心理护理	2		
		活动指导	4		
		并发症观察及护理：主动脉破裂、穿刺点/切口出血、肾功能不全、栓塞和血栓形成、穿刺点/切口感染等	8		

项目		考评内容	分值	存在问题	得分
术后护理 40 分	健康教育	活动要求及注意事项	2		
		导管留置的目的	2		
出院护理 6 分		出院病历书写	2		
		出院指导：饮食、活动、用药指导、伤口管理、复查时间、结账方式、征询意见等	4		
理论回答 10 分			10		

（二）主动脉缩窄开放手术围手术期护理流程与考评标准

考评者 _____ 被考评者 _____ 考评日期 _____ 得分 _____

项目	考评内容	分值	存在问题	得分
入院护理 22 分	入院介绍：管床医生和责任护士、病区环境、作息时间、病室物品使用、规章制度等	2		
	入院评估：生命体征、自理能力、精神心理状态、导管滑脱、跌倒、压力性损伤、VTE 风险等	2		
	病历完成：各项护理记录	2		
	知识宣教	4		
	监测生命体征	2		
	末梢循环评估	4		
	心力衰竭的观察与护理	4		
	用药护理	2		

项目	考评内容		分值	存在问题	得分
术前护理 22分	指导落实相关检查		2		
	评估有无对比剂过敏史，术中用药准备及皮试		2		
	术前指导	饮食护理：根据全身麻醉方式指导	2		
		取下义齿、眼镜、发夹、手表、饰品等，妥善保管	2		
		心理护理	2		
		指导患者练习床上排便，正确咳嗽、咳痰	2		
		告知患者下床时间及注意事项	2		
		告知患者留置导管的目的及注意事项	2		
	术晨护理	皮肤准备	2		
		检查手术部位标识	2		
		监测生命体征	2		
术后护理 40分	体位护理		2		
	饮食护理		2		
	物品准备：心电监护、吸氧装置等		2		
	用药护理		2		
	病情观察	监测生命体征	2		
		观察伤口情况	4		
		心力衰竭的观察与护理	4		
		末梢循环评估：双上肢及双下肢	4		

项目	考评内容		分值	存在问题	得分
术后护理 40分	心理护理		2		
	活动指导		4		
	并发症观察及护理：吻合口出血、低心排血量综合征、主动脉再狭窄等		8		
	健康教育	活动要求及注意事项	2		
		导管留置的目的	2		
出院护理 6分	出院病历书写		2		
	出院指导：饮食、活动、用药指导、伤口管理、复查时间、结账方式、征询意见等		4		
理论回答 10分			10		

第八节
多发性大动脉炎

多发性大动脉炎（Takayasu arteritis，TA）又称高安动脉炎、无脉症，是一种累及主动脉和 / 或其主要分支的慢性非特异性炎症性疾病，最终侵及大动脉管壁全层，多数情况下会造成动脉狭窄甚至闭塞，少数可导致动脉瘤。本病好发于亚洲年轻女性。

一、常见手术方式及适应证

（一）腔内手术

经皮腔内血管成形术、支架植入术　适用于年龄较小、血管反复狭窄的患者。是治疗短段狭窄的胸腹主动脉型多发性大动脉炎的首选治疗方法。

（二）开放手术

血管重建、旁路移植术　如升主动脉 – 颈总动脉、腋动脉 – 股动脉旁路移植术等，适用于病变广泛，病变血管全层破坏、僵硬，与四周广泛粘连，切除病变血管直接行血管重建术困难较大，且无法进行腔内手术患者。

二、护理常规

1. **用药护理** 指导患者按时、按量服用糖皮质激素，以控制炎症反应，降低血沉指标。动态监测患者血压、血糖的变化，注意患者有无胃部不适主诉，监测患者血指标，查看有无感染等。

2. **TA累及不同动脉的评估与护理**

（1）**累及头臂干动脉**：评估患者有无头晕头痛、记忆力减退、视力减退、晕厥、抽搐等脑缺血表现。评估患者双上肢有无乏力、指端冰凉、脉搏减弱或消失、血压不对称或测不出等表现。加强患者跌倒风险因素的评估，外出检查专人陪护，出现头晕、黑矇的患者要求24小时专人陪护，以防止意外事件的发生。

（2）**累及胸腹主动脉**：评估患者有无高血压、胸背部疼痛、腹痛、便血、下肢跛行等表现。监测患者双上肢血压，观察患者四肢末梢循环，包括动脉搏动情况，皮温、皮色、肢体活动、肢体感觉等，以便与术后进行对比。

（3）**累及肾动脉**：评估患者有无药物难治性高血压及头晕、心慌、血尿、少尿等表现。密切监测患者血压变化，遵医嘱给予患者降压药物控制血压。观察患者尿液色、质、量，评估血肌酐、尿素等指标，以便与术后进行对比。

3. **环境介绍、健康评估、饮食护理、病情观察** 参见第一章第一节血管外科常见疾病腔内手术护理常规入院护理中相关内容。

✐ 术前护理 --

（一）腔内手术

参见第一章第一节血管外科常见疾病腔内手术护理常规术前护理中相关内容。

（二）开放手术

参见第一章第二节血管外科常见疾病开放手术护理常规术前护理中相关内容。

⚘ 术后护理 --

（一）腔内手术

1. TA 累及头臂干动脉，出现颈动脉狭窄或锁骨下动脉狭窄　参见第三章第一节颈动脉狭窄术后护理中相关内容以及第三章第九节锁骨下动脉狭窄术后护理中相关内容。

2. TA 累及胸腹主动脉，出现主动脉瘤、夹层等病变　参见第三章第五节主动脉夹层术后护理中相关内容以及第三章第六节腹主动脉瘤术后护理中相关内容。

3. TA 累及肾动脉，出现肾动脉狭窄　参见第三章第十四节肾动脉狭窄术后护理中相关内容。

（二）开放手术

1. 体位与活动、病情观察　参见第一章第二节血管外科常见疾病开放手术护理常规术后护理中相关内容。

2．常见并发症的预防及护理

（1）人工血管闭塞

1）原因：人工血管潜行较长，患者行为不当导致人工血管受压。

2）临床表现：血管搏动消失，患者出现相应动脉缺血表现。

3）预防和护理：术后指导患者保持正确的体位，避免患侧卧位，尽量多采用平卧位，如行腋动脉－股动脉旁路移植术，术后指导患者保持上肢外展位。每日评估血管通畅情况，一般情况下血管通畅可触及人工血管明显搏动。遵医嘱予患者抗凝药物治疗，防止血栓形成。

（2）出血、感染、血栓形成等：参见第一章第二节血管外科常见疾病开放手术护理常规术后护理中相关内容。

出院护理

1．用药指导　嘱患者按时服药，对于激素类药物勿随意减量或者停药，以免造成"反跳现象"，指导患者不良反应的观察。

2．血压控制　每日监测血压，遵医嘱服用降压药物，保持血压平稳。

3．预防感染　加强营养补充，增强机体免疫力，预防季节交替性感冒。

4．复查指导　遵医嘱门诊复查，如出现头晕、肢体麻木等情况及时就诊。

三、护理流程

（一）多发性大动脉炎腔内手术围手术期护理流程与考评标准

1. TA 累及头臂干动脉　参见第三章第一节颈动脉狭窄护理流程中腔内手术相关内容以及第三章第九节锁骨下动脉狭窄护理流程中相关内容。

2. TA 累及胸腹主动脉　参见第三章第五节主动脉夹层护理流程中腔内手术相关内容以及第三章第六节腹主动脉瘤护理流程中腔内手术相关内容。

（二）多发性大动脉炎开放手术围手术期护理流程与考评标准

腋动脉 – 股动脉旁路移植术参见第三章第十五节下肢动脉缺血性疾病护理流程中开放手术相关内容；主动脉 – 颈动脉旁路移植术参见第三章第一节颈动脉狭窄护理流程中开放手术相关内容。

第九节
锁骨下动脉狭窄

锁骨下动脉狭窄是指由于椎动脉起始处近心端锁骨下动脉和／或无名动脉狭窄或闭塞后，椎动脉起始处远心端的锁骨下动脉管腔内压力下降并产生虹吸作用而引起患侧椎动脉血液逆流进入患侧锁骨下动脉远心端，导致椎基底动脉供血不足和患侧上肢缺血。常表现为患侧上肢无力、麻木、发凉等上肢供血不足引起的上肢缺血症状，头晕、眩晕、站立不稳等椎动脉供血不足引起的小脑缺血症状。

一、常见手术方式及适应证

锁骨下动脉 PTA 联合支架植入术　适用于锁骨下动脉直径狭窄≥70% 和／或跨狭窄收缩压差≥20mmHg 者。

二、护理常规

入院护理

参见第三章第一节颈动脉狭窄入院护理中相关内容（偏瘫护理除外）。

术前护理

参见第一章第一节血管外科常见疾病腔内手术护理常规术

前护理中相关内容。

术后护理

1. 常见并发症的观察及护理

（1）脑过度灌注综合征

1）原因：锁骨下动脉狭窄导致的虹吸作用使脑部长期处于缺血、缺氧状态，狭窄管腔开通后，脑部血流骤然增加，引起脑组织过度灌注。

2）临床表现：头痛、恶心、呕吐等颅内压高的表现。

3）预防和护理：严格控制患者血压，注意倾听患者不适主诉，如患者术后出现头痛、兴奋、性情改变、意识变化等，及时告知医生，遵医嘱给予患者利尿、脱水治疗，保护患者安全。

（2）穿刺点出血、肾功能不全、栓塞和血栓形成、穿刺点感染：参见第一章第一节血管外科常见疾病腔内手术护理常规术后护理中相关内容。

2. 体位与活动、饮食护理、用药护理、生活护理　参见第一章第一节血管外科常见疾病腔内手术护理常规术后护理中相关内容。

出院护理

1. 饮食指导　宜进食低盐、低脂及富含维生素、纤维素的饮食。

2. 日常生活指导　避免劳累，保持情绪平稳。

3. 用药指导　遵医嘱服用抗血小板药或抗凝药物，指导患者观察有无出血并发症的发生，如有无牙龈出血、消化道出血、泌尿系统出血等。一旦出现牙龈出血、大小便出血等情况，应及时到医院就诊。

4. 定期随访　遵医嘱门诊随访，以评估有无再狭窄情况，如有头晕、视物模糊等情况及时就诊。

三、护理流程

锁骨下动脉狭窄腔内手术围手术期护理流程与考评标准

考评者 _____　被考评者 _____　考评日期 _____　得分 _____

项目	考评内容		分值	存在问题	得分
入院护理 20 分	入院介绍：管床医生和责任护士、病区环境、作息时间、病室物品使用、规章制度等		2		
	入院评估：生命体征、自理能力、精神心理状态、导管滑脱、跌倒、压力性损伤、VTE 风险等		4		
	病历完成：各项护理记录		2		
	知识宣教		4		
	四肢血管通畅度评估		4		
	用药护理		4		
术前护理 24 分	指导落实相关检查		2		
	评估有无对比剂过敏史，术中用药准备及皮试		4		
	术前指导	饮食护理	2		
		取下义齿、眼镜、发夹、手表、饰品等，妥善保管	2		
		心理护理	2		
		指导患者练习床上排便，正确咳嗽、咳痰	4		
		告知患者下床时间及注意事项	2		

项目	考评内容		分值	存在问题	得分
术前护理 24分	术晨护理	皮肤准备	2		
		检查手术部位标识	2		
		监测生命体征	2		
术后护理 40分	体位护理		2		
	饮食护理		2		
	用药护理		4		
	病情观察	疼痛评估，监测生命体征	4		
		伤口护理	4		
		四肢血管通畅度评估	4		
	心理护理		2		
	活动指导		4		
	并发症观察及护理：脑过度灌注综合征、穿刺点出血、肾功能不全、栓塞和血栓形成、穿刺点感染		10		
	健康教育	活动要求及注意事项	4		
出院护理 6分	出院病历书写		2		
	出院指导：饮食、活动、用药指导、伤口管理、复查时间、结账方式、征询意见等		4		
理论回答 10分			10		

第十节
肠系膜上动脉瘤

肠系膜上动脉瘤（superior mesenteric artery aneurysm, SMAA）在内脏动脉瘤中较常见，是指因感染、动脉粥样硬化等原因引起的肠系膜上动脉局部扩张或膨出，严重者可导致肠道缺血或动脉瘤破裂。

一、常见手术方式及适应证

（一）腔内手术

肠系膜上动脉弹簧圈栓塞术、肠系膜上动脉支架植入术　适用于合并症复杂的病例或分支动脉瘤。

（二）开放手术

肠系膜上动脉重建 / 肠段部分切除术　适用于肠缺血坏死症状起病或术中评估重建血运后节段性肠供血不良的患者。

二、护理常规

入院护理

1. 饮食护理　无肠道缺血者可正常饮食，如患者合并腹胀、腹痛等情况，可给予易消化、无刺激性的流质饮食，少食多餐，必要时遵医嘱给予禁食水和胃肠减压。

2. 排便护理 评估患者排便情况，便秘患者遵医嘱使用缓泻药，如乳果糖、液状石蜡、开塞露等，防止用力排便致腹内压过高而带来动脉瘤破裂的风险。

3. 病情观察

（1）肠道缺血评估和观察：评估患者腹部疼痛的部位、性质、程度、伴随症状，腹部体征、肠鸣音、呕吐物和肛门排气排便情况。若腹痛为持续性且剧烈难忍、血便伴肠鸣音减弱或消失，为急性肠道缺血症状。

（2）动脉瘤破裂的观察：若患者出现腹痛剧烈、面色苍白、出冷汗、血压下降、脉搏增快等表现，疑为动脉瘤破裂，应立即报告医生准备急诊手术。

（3）疼痛护理、血压控制、血管通畅度评估：参见第一章第一节血管外科常见疾病腔内手术护理常规入院护理中相关内容。

4. 胃管护理 患者胃肠减压期间，每日记录胃液的颜色、性质、量，如有异常，应及时汇报医生，予以相应处理；做好胃管固定并向患者宣教相关注意事项，避免胃管滑脱，如有意识不清或躁动不配合者，可使用双上肢约束带约束保护。

5. 环境介绍、健康评估、用药护理 参见第一章第一节血管外科常见疾病腔内手术护理常规入院护理中相关内容。

✎ 术前护理

（一）腔内手术

参见第一章第一节血管外科常见疾病腔内手术护理常规术前护理中相关内容。

（二）开放手术

参见第一章第二节血管外科常见疾病开放手术护理常规术前护理中相关内容。

术后护理

（一）腔内手术

1. **排便护理**　同本节入院护理中相关内容。

2. **常见并发症的观察及护理**

（1）**肠道缺血坏死**

1）原因：瘤体内附壁血栓脱落等堵塞肠系膜动脉。

2）临床表现：患者出现腹痛、腹胀等症状，肠鸣音减弱或消失，严重者可出现休克。

3）预防和护理：密切观察患者腹部症状和体征、肠鸣音、呕吐物和肛门排气排便情况，若腹痛为持续性且剧烈难忍、血便伴肠鸣音减弱或消失，考虑为急性肠道缺血，立即报告医生急诊手术治疗。

（2）**穿刺点出血、肾功能不全、栓塞和血栓形成、穿刺点感染**：参见第一章第一节血管外科常见疾病腔内手术护理常规术后护理中相关内容。

3. **体位与活动、病情观察、饮食护理、伤口护理、用药护理、生活护理**　参见第一章第一节血管外科常见疾病腔内手术护理常规术后护理中相关内容。

（二）开放手术

1. 排便护理　同本节入院护理中相关内容。

2. 常见并发症的观察及护理

（1）肠道缺血坏死：同本节术后护理腔内手术中相关内容。

（2）出血、感染、血栓形成：参见第一章第二节血管外科常见疾病开放手术护理常规术后护理中相关内容。

3. 体位与活动、病情观察、伤口护理、管道护理、饮食护理、用药护理、生活护理　参见第一章第二节血管外科常见疾病开放手术护理常规术后护理中相关内容。

出院护理

1. 饮食指导　少食多餐，勿过饱增加肠道负担。

2. 日常生活指导　保持大便通畅；戒烟、限酒；避免劳累，保持情绪平稳。自我观察排便及腹部表现，如有异常及时就诊。

3. 用药指导　遵医嘱使用抗血小板药或者抗凝药物，观察有无出血并发症的发生，如有无牙龈出血、消化道出血、泌尿系统出血等。

三、护理流程

（一）肠系膜上动脉瘤腔内手术围手术期护理流程与考评标准

考评者 ＿＿＿＿ 被考评者 ＿＿＿＿ 考评日期 ＿＿＿＿ 得分 ＿＿＿＿

项目	考评内容	分值	存在问题	得分
入院护理 22分	入院介绍：管床医生和责任护士、病区环境、作息时间、病室物品使用、规章制度等	2		
	入院评估：生命体征、自理能力、精神心理状态、导管滑脱、跌倒、压力性损伤、VTE风险等	2		
	病历完成：各项护理记录	2		
	知识宣教	2		
	肠道缺血的评估和观察：腹部疼痛的部位、性质、程度、伴随症状，腹部体征，肠鸣音，呕吐物和肛门排气排便情况	4		
	动脉瘤破裂的观察	4		
	血管通畅度评估：双下肢	2		
	用药护理	2		
	胃管护理	2		
术前护理 24分	指导落实相关检查	2		
	术中用药准备及皮试，腔内手术评估有无对比剂过敏史	4		

项目		考评内容	分值	存在问题	得分
术前护理 24 分	术前指导	饮食护理	2		
		取下义齿、眼镜、发夹、手表、饰品等，妥善保管	2		
		心理护理	2		
		指导患者练习床上排便，正确咳嗽、咳痰	2		
		告知患者下床时间及注意事项	2		
		告知患者留置导管的目的及注意事项	2		
	术晨护理	皮肤准备	2		
		检查手术部位标识	2		
		监测生命体征	2		
术后护理 38 分	体位护理		2		
	饮食护理		2		
	物品准备		2		
	用药护理		2		
	病情观察	监测生命体征	2		
		伤口护理	2		
		评估腹部症状和体征	2		
		血管通畅度评估：双下肢	4		
	心理护理		2		
	活动指导		4		
	并发症观察及护理：肠道缺血坏死、穿刺点出血、肾功能不全、栓塞和血栓形成、穿刺点感染等		6		

项目	考评内容		分值	存在问题	得分
术后护理 38分	健康教育	活动要求及注意事项	4		
		导管留置的目的	4		
出院护理 6分	出院病历书写		2		
	出院指导：饮食、活动、用药指导、伤口管理、复查时间、结账方式、征询意见等		4		
理论回答 10分			10		

（二）肠系膜上动脉瘤开放手术围手术期护理流程与考评标准

考评者 _____ 被考评者 _____ 考评日期 _____ 得分 _____

项目	考评内容	分值	存在问题	得分
入院护理 22分	入院介绍：管床医生和责任护士、作息时间、病区环境、病室物品使用、规章制度	2		
	入院评估：生命体征、自理能力、精神心理状态、导管滑脱、跌倒、压力性损伤、VTE风险等	2		
	病历完成：各项护理记录	2		
	知识宣教	2		
	肠道缺血的评估和观察：腹部疼痛的部位、性质、程度、伴随症状，腹部体征，肠鸣音，呕吐物和肛门排气排便情况	4		

项目	考评内容		分值	存在问题	得分
入院护理 22分	动脉瘤破裂的观察		4		
	血管畅通度评估：双下肢		2		
	用药护理		2		
	胃管护理		2		
术前护理 24分	指导落实相关检查		2		
	皮试、术中用药准备、备血等		4		
	术前指导	饮食护理	2		
		取下义齿、眼镜、发夹、手表、饰品等，妥善保管	2		
		心理护理	2		
		指导患者练习床上排便，正确咳嗽、咳痰	2		
		告知患者留置导管目的及注意事项	2		
		指导患者术后活动的注意事项	2		
	术晨护理	皮肤准备	2		
		检查手术部位标记	2		
		监测生命体征	2		
术后护理 38分	体位护理		2		
	饮食护理		2		
	物品准备		2		
	用药护理		2		

项目	考评内容		分值	存在问题	得分
术后护理 38分	病情观察	监测生命体征	2		
		伤口护理	2		
		评估腹部症状和体征	2		
		血管畅通度评估：双下肢	4		
	心理护理		2		
	活动指导		4		
	并发症观察及护理：肠道缺血坏死、出血、感染和血栓形成等		6		
	健康教育	活动要求及注意事项	4		
		留置管道的目的	4		
出院护理 6分	出院病历书写		2		
	出院指导：饮食、活动、用药指导、伤口管理、复查时间、结账方式、征询意见等		4		
理论回答 10分			10		

第十一节
肠系膜上动脉狭窄

肠系膜上动脉狭窄是指由动脉粥样硬化等原因引起的肠系膜上动脉管腔狭窄或闭塞，可导致肠道缺血，出现腹痛、腹胀甚至肠道坏死等表现。

一、常见手术方式及适应证

（一）腔内手术

肠系膜上动脉支架成形术　适用于肠系膜上动脉主干阻塞，但无明确肠道坏死症状的患者。

（二）开放手术

部分坏死小肠切除术　适用于肠道血管出现不可逆性的栓塞或部分肠道坏死的患者。

二、护理常规

入院护理

1. 饮食护理　根据肠道缺血的严重程度决定饮食的类型，必要时遵医嘱禁食水。恶心、呕吐者可行胃肠减压，以降低胃肠道对血供的需求，减轻肠道缺血。禁食期间，静脉补充营养，维持水电解质平衡。待肠道缺血症状缓解后，可遵医嘱从少量流质饮食开始逐步过渡到普食，避免辛辣、生冷、油腻、难消化的饮食。

2. 病情观察

（1）肠道缺血评估和观察：参见第三章第十节肠系膜上动脉瘤入院护理中相关内容。

（2）预防感染：密切观察患者体温变化、血检验结果变化，如有发热，遵医嘱给予抗生素，注意评估患者有无感染性休克的表现。

（3）疼痛护理、血压控制、血管通畅度评估：参见第一章第一节血管外科常见疾病腔内手术护理常规入院护理中相关内容。

3. 环境介绍、健康评估、用药护理　参见第一章第一节血管外科常见疾病腔内手术护理常规入院护理中相关内容。

4. 排便护理　参见第三章第十节肠系膜上动脉瘤入院护理中相关内容。

✎术前护理

（一）腔内手术

参见第一章第一节血管外科常见疾病腔内手术护理常规术前护理中相关内容。

（二）开放手术

参见第一章第二节血管外科常见疾病开放手术护理常规术前护理中相关内容。

（一）腔内手术

1. **饮食护理**　同本节入院护理中相关内容。

2. **其他**　参见第三章第十节肠系膜上动脉瘤术后护理中相关内容。

（二）开放手术

1. **常见并发症的观察及护理**

（1）**肠道缺血坏死**

1）原因：血栓进入肠系膜分支动脉造成堵塞。

2）临床表现：患者出现腹痛、腹胀等症状，肠鸣音减弱或消失，严重者可出现休克。

3）预防和护理：密切观察患者腹部症状和体征、呕吐物和肛门排气排便情况，若腹痛难忍且持续剧烈、出现血便伴肠鸣音减弱或消失，考虑为急性肠道缺血，立即报告医生拟行急诊手术治疗。

（2）**吻合口瘘**

1）原因：患者营养不良或术前肠道清洁不彻底、局部供血不足。

2）临床表现：患者腹部剧烈疼痛，查体可见腹部压痛、反跳痛及肌紧张，可有发热的情况。

3）预防和护理：密切监测患者生命体征，观察患者腹痛程度、部位、性质以及伴随症状。一旦发现患者出现腹部剧烈疼痛，及时告知医生，必要时做好手术准备。

（3）出血、感染、血栓形成：参见第一章第二节血管外科常见疾病开放手术护理常规术后护理中相关内容。

2. 饮食护理　同本节入院护理中相关内容。

3. 体位与活动、病情观察、伤口护理、管道护理、用药护理、生活护理　参见第一章第二节血管外科常见疾病开放手术护理常规术后护理中相关内容。

🤲 出院护理

参见第三章第十节肠系膜上动脉瘤出院护理中相关内容。

三、护理流程

（一）肠系膜上动脉狭窄腔内手术围手术期护理流程与考评标准

考评者 _____ 被考评者 _____ 考评日期 _____ 得分 _____

项目	考评内容	分值	存在问题	得分
入院护理 20分	入院介绍：管床医生和责任护士、病区环境、作息时间、病室物品使用、规章制度等	2		
	入院评估：生命体征、自理能力、精神心理状态、导管滑脱、跌倒、压力性损伤、VTE风险等	2		
	病历完成：各项护理记录	2		
	知识宣教	2		
	肠道缺血评估和观察：腹部疼痛的部位、性质、程度、伴随症状，腹部体征，肠鸣音，呕吐物和肛门排气排便情况	4		

项目	考评内容			分值	存在问题	得分
入院护理 20分	预防感染：遵医嘱使用抗生素等			4		
	血管通畅度评估：双下肢			2		
	用药护理			2		
术前护理 24分	指导落实相关检查			2		
	评估有无对比剂过敏史，术中用药准备及皮试			4		
	术前指导	饮食护理		2		
		取下义齿、眼镜、发夹、手表、饰品等，妥善保管		2		
		心理护理		2		
		指导患者练习床上排便，正确咳嗽、咳痰		2		
		告知患者下床时间及注意事项		2		
		告知患者留置导管的目的及注意事项		2		
	术晨护理	皮肤准备		2		
		检查手术部位标识		2		
		监测生命体征		2		
术后护理 40分	体位护理			4		
	饮食护理			2		
	物品准备			2		
	用药护理			2		
	病情观察	监测生命体征		2		
		伤口护理		4		
		肛门排气排便情况		2		
		血管通畅度评估：双下肢		2		

项目	考评内容		分值	存在问题	得分
术后护理 40分	心理护理		2		
	活动指导		4		
	并发症观察及护理：腔内手术：肠道缺血坏死、出血、肾功能不全、栓塞和血栓形成、穿刺点感染		6		
	健康教育	肠系膜上动脉狭窄的预防方法	2		
		活动要求及注意事项	2		
		导管留置的目的	4		
出院护理 6分	出院病历书写		2		
	出院指导：饮食、活动、用药指导、伤口管理、复查时间、结账方式、征询意见等		4		
理论回答 10分			10		

（二）肠系膜上动脉狭窄开放手术围手术期护理流程与考评标准

考评者 _____ 被考评者 _____ 考评日期 _____ 得分 _____

项目	考评内容	分值	存在问题	得分
入院护理 20分	入院介绍：管床医生和责任护士、病区环境、作息时间、病室物品使用、规章制度等	2		
	入院评估：生命体征、自理能力、精神心理状态、导管滑脱、跌倒、压力性损伤、VTE 风险等	2		

项目	考评内容	分值	存在问题	得分
入院护理 20分	病历完成：各项护理记录	2		
	知识宣教	2		
	肠道缺血的评估和观察：腹部疼痛的部位、性质、程度、伴随症状，腹部体征，肠鸣音，呕吐物和肛门排气排便情况	4		
	预防感染：遵医嘱使用抗生素等	4		
	血管畅通度评估：双下肢	2		
	用药护理	2		
术前护理 24分	指导落实相关检查	2		
	皮试、术中用药准备、备血等	4		
	术前指导 — 饮食护理	2		
	术前指导 — 取下义齿、眼镜、发夹、手表、饰品等，妥善保管	2		
	术前指导 — 心理护理	2		
	术前指导 — 指导患者练习床上排便，正确咳嗽、咳痰	2		
	术前指导 — 告知患者留置导管目的及注意事项	2		
	术前指导 — 指导患者术后活动的注意事项	2		
	术晨护理 — 皮肤准备	2		
	术晨护理 — 检查手术部位标记	2		
	术晨护理 — 监测生命体征	2		

続表

項目	考评内容		分值	存在问题	得分
术后护理 40分	体位护理		4		
	饮食护理		2		
	物品准备		2		
	用药护理		2		
	病情观察	监测生命体征	2		
		伤口护理	4		
		肛门排气排便情况	2		
		血管畅通度评估：双下肢	2		
	心理护理		2		
	活动指导		4		
	并发症观察及护理：肠道缺血坏死、吻合口瘘、出血、感染和血栓形成		6		
	健康教育	鼻饲的目的及注意事项	2		
		活动要求及注意事项	2		
		留置管道的目的	4		
出院护理 6分	出院病历书写		2		
	出院指导：饮食、活动、用药指导、伤口管理、复查时间、结账方式、征询意见等		4		
理论回答 10分			10		

第十二节
脾动脉瘤

脾动脉瘤（splenic artery aneurysm，SAA）指脾动脉局限性、永久性扩张达正常脾动脉直径 1.5 倍以上，占所有内脏动脉瘤的 50%~60%。脾动脉瘤未破裂时，患者多数无明显症状，部分患者可表现为上腹部不适、腹痛等。一旦动脉瘤破裂，可能发生致命性失血，死亡率高达 25%。

一、常见手术方式及适应证

（一）腔内手术

脾动脉瘤栓塞术、脾动脉瘤腔内修复术 适用于：①无症状，脾动脉瘤的直径＞2cm 者；②无症状，但每年脾动脉瘤直径增大 0.5cm 者；③无症状，但合并妊娠或准备妊娠的妇女，或合并门静脉高压者；④有症状的脾动脉瘤患者；⑤脾动脉假性动脉瘤患者。

（二）开放手术

脾切除术 适用于：①出现明显症状，怀疑先兆破裂或者已经破裂出血者；②瘤体直径≥2cm 且形态不规则无法采取腔内手术者；③瘤体直径＜2cm，但有持续增大趋势者；④对开腹手术中偶然发现的脾动脉瘤，如病情允许，也应争取切除；⑤因毗邻脏器病变侵袭、外伤、感染等引起的脾动脉瘤。

二、护理常规

1. 饮食护理、排便护理、活动指导　参见第三章第五节主动脉夹层入院护理中相关内容。

2. 病情观察

（1）血压控制、动脉瘤破裂的观察：参见第三章第六节腹主动脉瘤入院护理中相关内容。

（2）疼痛护理、血管通畅度评估：参见第一章第一节血管外科常见疾病腔内手术护理常规入院护理中相关内容。

3. 环境介绍、健康评估、用药护理　参见第一章第一节血管外科常见疾病腔内手术护理常规入院护理中相关内容。

术前护理

（一）腔内手术

参见第一章第一节血管外科常见疾病腔内手术护理常规术前护理中相关内容。

（二）开放手术

参见第一章第二节血管外科常见疾病开放手术护理常规术前护理中相关内容。

（一）腔内手术

1. 常见并发症的观察及护理

（1）脾梗死

1）原因：腔内治疗过程中脾动脉及其分支被阻塞，造成脾脏组织的缺血坏死。

2）临床表现：小面积脾梗死通常没有任何症状，少数患者可出现低热、外周血白细胞计数和中性粒细胞增多，一般没有明显腹痛；大面积脾梗死可突发左上腹剧烈胀痛或撕裂样疼痛，并向肩部放射，可伴恶心、呕吐等表现。

3）预防和护理：严密监测患者血指标变化，倾听患者主诉，询问患者疼痛的位置、性质及持续时间，是否伴恶心、呕吐等症状，观察患者生命体征的变化，尤其是体温的变化。

（2）栓塞后综合征

1）原因：栓塞后诱发脾组织缺血坏死导致患者发热、反射性膈肌痉挛或食欲下降。

2）临床表现：患者出现发热、疼痛、恶心、呕吐等，一般持续 5~7 日。

3）预防和护理：发热患者，鼓励其多饮水，给予冰袋物理降温，必要时予以温水擦浴，体温>38℃遵医嘱予以药物降温，出汗较多者及时协助更换清洁病号服，根据情况补液，嘱患者清淡饮食。

（3）内漏

1）原因：由于血管内支架植入处存在的钙化斑块突起等

原因导致的支架移植物与血管壁黏附不紧密，未能将扩张或膨出的血管壁完全封闭，血管壁仍受到血流冲击。

2）临床表现：脾动脉瘤继续扩大甚至破裂，导致患者出现突发性急性腹痛，可放射至背部或肩部，甚至出现急性失血性休克。

3）预防和护理：严密监测患者心率、血压波动情况，将收缩压控制在 100～120mmHg，心率在 80 次/min 以下，避免血压波动过大。及时倾听患者主诉，严密观察患者疼痛情况，如疼痛较术前加剧，且伴随血压的升高，应警惕内漏引起的脾动脉瘤破裂，及时通知医生。

（4）穿刺点出血、肾功能不全、栓塞和血栓形成、穿刺点感染：参见第一章第一节血管外科常见疾病腔内手术护理常规术后护理中相关内容。

2. 体位与活动、病情观察、伤口护理、饮食护理、用药护理、生活护理　参见第一章第一节血管外科常见疾病腔内手术护理常规术后护理中相关内容。

（二）开放手术

1. 常见并发症的观察及护理

（1）膈下感染

1）原因：手术创伤、创面大、脾脏位置深，容易造成膈下感染、形成脓肿。

2）临床表现：患者术后 1 周仍持续发热，存在腹痛或局部有压痛、反跳痛等腹膜刺激征。

3）预防和护理：术后加强对引流管的护理，可协助患者取半卧位，保持引流管通畅。严密监测患者体温变化，遵医嘱使用抗生素药物，倾听患者主诉，如出现腹部疼痛等，应及时通知医生。

（2）脾热

1）原因：脾切除后脾脏的解毒、过滤、分解异性蛋白的作用短期内不能被其他网状内皮系统代替，机体的免疫防护和自身稳定功能下降；肝脏的免疫功能下降使其处理致热原能力下降，致体温升高；机体对感染的防御能力降低。

2）临床表现：脾热持续时间长，一般在2~3周，体温一般为38.0℃，甚至可高达39.0℃。

3）预防和护理：监测患者体温的变化，鼓励患者多饮水，给予冰袋物理降温，必要时予以温水擦浴；动态观察血指标情况，遵医嘱使用抗生素药物。

（3）出血、感染、VTE：参见第一章第二节血管外科常见疾病开放手术护理常规术后护理中相关内容。

2. 体位与活动、病情观察、伤口护理、饮食护理、用药护理、生活护理　参见第一章第二节血管外科常见疾病开放手术护理常规术后护理中相关内容。

🛁 出院护理

1. 饮食指导　以低盐、低脂、清淡饮食为宜，多食富含膳食纤维、维生素的食物，禁食辛辣、刺激及胆固醇高的食物。

2. 日常生活指导　保持心情舒畅；保持大便通畅，如有便秘，应至当地医院，使用通便药物，勿用力屏气排便；适当锻炼，避免剧烈运动，避免撞击腹部。

3. 用药指导　遵医嘱按时服用降压药物，每天定时测量血压，将血压控制在140/90mmHg以下。

三、护理流程

（一）脾动脉瘤腔内手术围手术期护理流程与考评标准

考评者 _____ 被考评者 _____ 考评日期 _____ 得分 _____

项目	考评内容		分值	存在问题	得分
入院护理 18分	入院介绍：管床医生和责任护士、病区环境、作息时间、病室物品使用、规章制度等		2		
	入院评估：生命体征、自理能力、精神心理状态、导管滑脱、跌倒、压力性损伤、VTE 风险等		4		
	病历完成：各项护理记录		2		
	知识宣教		4		
	病情观察		4		
	血管通畅度评估：双下肢		2		
术前护理 22分	指导落实相关检查		2		
	评估有无对比剂过敏史，术中用药准备及皮试		4		
	术前指导	饮食护理	2		
		取下义齿、眼镜、发夹、手表、饰品等，妥善保管	2		
		心理护理	2		
		指导患者练习床上排便，正确咳嗽、咳痰	2		
		告知患者下床时间及注意事项	2		
	术晨护理	皮肤准备	2		
		检查手术部位标识	2		
		监测生命体征	2		

项目	考评内容		分值	存在问题	得分
术后护理 44分	体位护理		2		
	饮食护理		2		
	用药护理		4		
	病情观察	监测生命体征	4		
		伤口护理	4		
		血管通畅度评估：双下肢	4		
	心理护理		2		
	活动指导		4		
	并发症观察及护理：脾梗死、栓塞后综合征、内漏、穿刺点出血、肾功能不全、栓塞和血栓形成、穿刺点感染		10		
	健康教育	脾动脉瘤破裂的预防方法	4		
		活动要求及注意事项	4		
出院护理 6分	出院病历书写		2		
	出院指导：饮食、活动、用药指导、伤口管理、压力治疗、复查时间、结账方式、征询意见等		4		
理论回答 10分			10		

（二）脾动脉瘤开放手术围手术期护理流程与考评标准

考评者 _____ 被考评者 _____ 考评日期 _____ 得分 _____

项目	考评内容		分值	存在问题	得分
入院护理 18分	入院介绍：管床医生和责任护士、病区环境、作息时间、病室物品使用、规章制度等		2		
	入院评估：生命体征、自理能力、精神心理状态、导管滑脱、跌倒、压力性损伤、VTE风险等		4		
	病历完成：各项护理记录		2		
	知识宣教		4		
	监测生命体征		2		
	病情观察		4		
术前护理 22分	指导落实相关检查		2		
	评估有无过敏史，术中用药准备及皮试、备血等		4		
	术前指导	饮食护理	2		
		取下义齿、眼镜、发夹、手表、饰品等，妥善保管	2		
		心理护理	2		
		指导患者练习床上排便，正确咳嗽、咳痰	2		
		告知患者下床时间及注意事项	2		
	术晨护理	皮肤准备	2		
		检查手术部位标识	2		
		监测生命体征	2		

项目	考评内容			分值	存在问题	得分
术后护理 44分	体位护理			2		
	饮食护理			2		
	用药护理			4		
	病情观察	监测生命体征		4		
		伤口护理		4		
		血管通畅度评估：双下肢		4		
	心理护理			2		
	活动指导			4		
	并发症观察及护理：膈下感染、脾热、出血、感染和 VTE 等			10		
	健康教育	发热原因与退热指导		4		
		活动要求及注意事项		4		
出院护理 6分	出院病历书写			2		
	出院指导：饮食、活动、用药指导、伤口管理、压力治疗、复查时间、结账方式、征询意见等			4		
理论回答 10分				10		

第十三节
肾动脉瘤

肾动脉瘤（renal artery aneurysm，RAA）是指肾动脉中层结构被破坏，动脉壁不能承受血液冲击的压力而形成的局部或者广泛的永久性异常扩张或膨出，且管腔扩张或膨出大于等于正常直径的 1.5 倍。属于相对少见且发病隐匿的内脏动脉瘤，多数患者无明显症状，常因其他原因行影像学检查时被诊断，少数患者表现为腹痛、背痛、血尿等。

一、常见手术方式及适应证

（一）腔内手术

肾动脉瘤栓塞术、覆膜支架腔内修复术　适用于：①瘤体最大直径≥2cm 者；②育龄期女性；③出现腰背痛、血尿等临床表现者；④伴有难治性高血压相关的肾动脉狭窄、血栓栓塞、夹层破裂风险者；⑤合并肾动脉狭窄者。

（二）开放手术

1. 动脉瘤切除术、人工血管移植术　适用于肾动脉瘤破裂、局部解剖条件差、伴随血流动力不稳定者；肌纤维发育不良者；肾脏血管解剖结构复杂患者。
2. 部分肾切除术　适用于各种手术均不适合且对侧肾功能良好患者。

本节主要介绍腔内手术的围手术期护理常规。

二、护理常规

入院护理

1. **饮食护理** 给予优质蛋白质、高维生素、高热量、低脂饮食，戒烟戒酒，忌辛辣刺激食物。

2. **排便护理** 评估患者排便情况，指导患者多吃新鲜的水果、蔬菜及粗纤维食物。便秘患者遵医嘱使用缓泻药，如乳果糖、液状石蜡、开塞露等，防止用力排便致腹内压过高而带来动脉瘤破裂的风险。

3. **活动护理** 指导患者尽量卧床休息，合并肉眼血尿患者，绝对卧床休息，少做弯腰动作，避免碰撞腰部。

4. **病情观察**

（1）肾功能监测：观察患者尿液色、质、量及血肌酐、尿素等变化，与术后进行对比。

（2）动脉瘤破裂的观察：一旦患者感到疼痛加剧，出现面色苍白、出冷汗、血压下降、脉搏增快等表现，疑为动脉瘤破裂，应立即报告医生，并迅速急救。

（3）疼痛护理、血糖监测、血压控制、血管通畅度评估：参见第一章第一节血管外科常见疾病腔内手术护理常规入院护理中相关内容。

5. **环境介绍、健康评估、用药护理** 参见第一章第一节血管外科常见疾病腔内手术护理常规入院护理中相关内容。

✎ 术前护理

参见第一章第一节血管外科常见疾病腔内手术护理常规术前护理中相关内容。

⊔ 术后护理

1. 排便护理 同本节入院护理相关内容。

2. 病情观察

（1）生命体征的监测：必要时使用心电监护，持续观察患者的血压、心率、指脉氧等，巡视过程中观察患者意识、神志及出入量。若患者血压高，可根据医嘱正确使用降压药物。

（2）肾功能监测：遵医嘱水化，注意补液速度；观察患者尿量和尿比重的变化，遵医嘱抽取血标本，监测肌酐、尿素等。

（3）疼痛护理、生命体征观察、血管通畅度观察：参见第一章第一节血管外科常见疾病腔内手术护理常规术后护理中相关内容。

3. 常见并发症的观察及护理

（1）急性肾衰竭

1）原因：与栓塞后肾血流减少有关。

2）临床表现：表现为少尿、无尿、血肌酐进行性上升。

3）预防和护理：准确记录 24 小时出入量，注意尿比重；如发现少尿或无尿，及时告知医生，尽早处理。

（2）栓塞后综合征

1）原因：栓塞后局部缺血，代谢产物或坏死物质吸收。

2）临床表现：表现为发热、肾区胀痛、恶心、呕吐、乏力。

3）预防和护理：嘱患者绝对卧床休息，避免用力活动，观察患侧肾区是否出现肿胀、疼痛、腹膜刺激征、肾区周围血肿，若患者出现不适，遵医嘱给予对应处理。

（3）穿刺点出血、肾功能不全、栓塞和血栓形成、穿刺点感染：参见第一章第一节血管外科常见疾病腔内手术护理常规术后护理中相关内容。

4. 体位与活动、伤口护理、饮食护理、用药护理、生活护理　参见第一章第一节血管外科常见疾病腔内手术护理常规术后护理中相关内容。

出院护理

1. 用药指导　患者需要长期服用抑制血小板聚集药物，用药期间注意观察全身有无出血倾向。高血压患者应坚持服用降压药物，并持续监测血压变化。

2. 饮食指导　低盐、低脂、低胆固醇、高纤维素、优质蛋白饮食。多食新鲜蔬菜和水果，多饮水。

3. 活动指导　根据患者情况指导其日常活动，肾功能不全患者减少活动量。

4. 行为护理　严格戒烟、戒酒，养成良好的生活习惯。

5. 随访指导　遵医嘱定期门诊随访，以了解支架位置及肾动脉是否通畅，有无肾功能不全发生等。

三、护理流程

肾动脉瘤腔内手术围手术期护理流程与考评标准

考评者 ＿＿＿＿ 被考评者 ＿＿＿＿ 考评日期 ＿＿＿＿ 得分 ＿＿＿＿

项目	考评内容		分值	存在问题	得分
入院护理 24分	入院介绍：管床医生和责任护士、病区环境、作息时间、病室物品使用、规章制度等		2		
	入院评估：生命体征、自理能力、精神心理状态、导管滑脱、跌倒、压力性损伤、VTE风险等		2		
	病历完成：各项护理记录		2		
	知识宣教		2		
	监测生命体征		2		
	肾功能监测：尿液色、质、量，血肌酐，尿素等		4		
	动脉瘤破裂的观察		4		
	血管通畅度评估：双下肢		4		
	用药护理		2		
术前护理 22分	指导落实相关检查		2		
	评估有无对比剂过敏史，术中用药准备及皮试		4		
	术前指导	饮食护理	2		
		取下义齿、眼镜、发夹、手表、饰品等，妥善保管	2		
		心理护理	2		
		指导患者练习床上排便，正确咳嗽、咳痰	2		
		告知患者下床时间及注意事项	2		

项目	考评内容		分值	存在问题	得分
术前护理 22分	术晨护理	皮肤准备	2		
		检查手术部位标识	2		
		监测生命体征	2		
术后护理 38分	体位护理		2		
	饮食护理		2		
	用药护理		2		
	病情观察	监测生命体征	2		
		肾功能监测	4		
		观察伤口情况	4		
		血管通畅度评估：双下肢	4		
	心理护理		2		
	活动指导		4		
	并发症观察及护理：急性肾衰竭、栓塞后综合征、穿刺点出血、肾功能不全、栓塞和血栓形成、穿刺点感染等		8		
	健康教育	肾动脉瘤破裂的预防方法	2		
		活动要求及注意事项	2		
出院护理 6分	出院病历书写		2		
	出院指导：饮食、活动、用药指导、伤口管理、压力治疗、复查时间、结账方式、征询意见等		4		
理论回答 10分			10		

第十四节

肾动脉狭窄

肾动脉狭窄（renal artery stenosis）指单侧或双侧肾动脉主干或主要分支血管狭窄。当肾动脉狭窄＞50%时，肾脏循环血流将受到影响，造成肾脏组织缺血，血流灌注不足将激活分泌肾素，从而激活肾素－血管紧张素系统，引起肾血管性高血压。目前，腔内治疗是肾动脉狭窄患者主要治疗方式。

一、常见手术方式及适应证

（一）腔内手术

经皮肾动脉血管成形术、经皮肾动脉支架植入术　适用于重度血流动力学改变的粥样硬化性肾动脉狭窄患者，肾动脉狭窄＞70%的患者，以及肾动脉血流动力学异常且狭窄在50%～70%的患者。

（二）开放手术

1. 血管重建术　适用于肾动脉分支狭窄导致高血压的患者。
2. 肾切除术　适用于：①患侧肾萎缩；②肾动脉病变广泛而复杂，不可进行血管重建术；③肾血管重建术或肾部分切除术失败；④患者情况差，不能耐受较为复杂的手术。
   本节主要介绍腔内手术围手术期护理常规。

二、护理常规

入院护理

1. **饮食护理** 给予优质蛋白、高维生素、高热量、低脂的食物，戒烟、戒酒，忌辛辣刺激性食物。

2. **病情观察**

（1）肾功能监测：参见第三章第十三节肾动脉瘤入院护理中相关内容。

（2）疼痛护理、血糖监测、血压控制、血管通畅度评估：参见第一章第一节血管外科常见疾病腔内手术护理常规入院护理中相关内容。

3. **环境介绍、健康评估、用药护理** 参见第一章第一节血管外科常见疾病腔内手术护理常规入院护理中相关内容。

术前护理

参见第一章第一节血管外科常见疾病腔内手术护理常规术前护理中相关内容。

术后护理

1. **生命体征监测、疼痛护理、血管通畅度观察** 参见第一章第一节血管外科常见疾病腔内手术护理常规术后护理中相关内容。

2. **常见并发症的观察及护理**

（1）肾动脉栓塞或血栓形成

1）原因：围手术期抗凝不足或手术本身等原因引起肾动脉主干和 / 或分支血管栓塞或继发血栓形成；动脉硬化斑块、微小栓子脱落堵塞肾动脉及分支血管。

2）临床表现：患者出现腰背部疼痛、血尿、恶心和呕吐等表现。

3）预防和护理：遵医嘱使用抗凝、抗血小板、扩血管等药物，监测患者生命体征及尿量。如患者出现肾区和 / 或腰背部疼痛并呈进行性加重，疼痛范围持续扩大，肾功能相关指标明显异常时，应及时对症处理，必要时遵医嘱行血液净化治疗。

（2）穿刺点出血、肾功能不全、穿刺点感染：参见第一章第一节血管外科常见疾病腔内手术护理常规术后护理中相关内容。

3. 体位与活动、伤口护理、饮食护理、用药护理、生活护理　参见第一章第一节血管外科常见疾病腔内手术护理常规术后护理中相关内容。

🖐出院护理

参见第三章第十三节肾动脉瘤出院护理中相关内容。

三、护理流程

肾动脉狭窄腔内手术围手术期护理流程与考评标准

考评者 _____　被考评者 _____　考评日期 _____　得分 _____

项目	考评内容	分值	存在问题	得分
入院护理 24 分	入院介绍：管床医生和责任护士、病区环境、作息时间、病室物品使用、规章制度等	2		
	入院评估：生命体征、自理能力、精神心理状态、导管滑脱、跌倒、压力性损伤、VTE 风险等	4		
	病历完成：各项护理记录	2		

项目	考评内容		分值	存在问题	得分
入院护理 24分	知识宣教		4		
	监测生命体征		2		
	肾功能监测		4		
	血管通畅度评估：双下肢		4		
	用药护理		2		
术前护理 22分	指导落实相关检查		2		
	评估有无对比剂过敏史，术中用药准备及皮试		4		
	术前指导	饮食护理	2		
		取下义齿、眼镜、发夹、手表、饰品等，妥善保管	2		
		心理护理	2		
		指导患者练习床上排便，正确咳嗽、咳痰	2		
		告知患者下床时间及注意事项	2		
	术晨护理	皮肤准备	2		
		检查手术部位标识	2		
		监测生命体征	2		
术后护理 38分	体位护理		2		
	饮食护理		2		
	用药护理		2		

项目	考评内容		分值	存在问题	得分
术后护理 38分	病情观察	监测生命体征	2		
		肾功能监测	4		
		观察伤口情况	4		
		血管通畅度评估：双下肢	4		
	心理护理		2		
	活动指导		4		
	并发症观察及护理：肾动脉栓塞或血栓形成、穿刺点出血、肾功能不全、穿刺点感染		8		
	健康教育	肾动脉狭窄的预防方法	2		
		活动要求及注意事项	2		
出院护理 6分	出院病历书写		2		
	出院指导：饮食、活动、用药指导、伤口管理、复查时间、结账方式、征询意见等		4		
理论回答 10分			10		

第十五节
下肢动脉缺血性疾病

下肢动脉缺血性疾病主要包括下肢动脉硬化闭塞症（arteriosclerosis obliterans，ASO）、血栓闭塞性脉管炎（Buerger病）等，其中 ASO 多见。ASO 是指由于动脉硬化造成的下肢动脉内膜增厚、管腔狭窄或闭塞，病变肢体血液供应不足，引起下肢间歇性跛行、皮温降低、疼痛，乃至发生溃疡或坏死等临床表现的慢性进展性疾病。腔内手术并发症发生率和死亡率均较低，因此被作为首选的血运重建方法。

一、常见手术方式及适应证

（一）腔内手术

1. PTA、支架植入、斑块旋切术　适用于间歇性跛行影响生活质量，运动或药物治疗效果不佳患者。

2. CDT　适用于：①急性动脉或转流血管血栓患者；②急性动脉栓塞不宜行取栓术者；③腘动脉瘤瘤体内血栓并伴有流出道血栓引起严重缺血症状的患者；④所有手术致死风险均过大的患者。

3. 自体干细胞移植　适用于保守治疗无效且由于各种原因导致的慢性下肢缺血性疾病无法行手术搭桥或者介入治疗者。

（二）开放手术

1. **血管旁路手术**　包括肾下腹主动脉 – 双髂（股）动脉旁路术、双股动脉旁路术等，适用于：①严重间歇性跛行影响生活质量，经保守治疗效果不佳患者；②影像学评估流入道和流出道解剖条件适合手术者；③全身情况可以耐受者。

2. **截肢术**　截肢术可根据截肢范围的不同，分为小范围截肢与大范围截肢术。小范围截肢术包括截趾术、趾列切除术及部分足截肢术，大范围截肢术包括小腿截肢术、膝关节截断术、大腿截肢术。

二、护理常规

入院护理

1. **行为指导**　指导患者严格戒烟；保持大便通畅，避免腹压增高影响下肢动脉血流；间歇性跛行患者需要 24 小时陪护，避免跌倒、坠床。

2. **饮食护理**　给予低盐、低脂、易消化饮食，多食新鲜蔬菜和水果，减少肥肉、蛋黄、动物内脏等食物的摄入。对于心功能正常的患者，鼓励其多饮水。

3. **功能锻炼指导**　鼓励患者循序渐进锻炼，以促进侧支循环的建立和增加末梢组织的灌注，可鼓励患者慢走。对于非静息痛和坏疽期的患者，可行 Buerger 运动，具体方法为：患者先平卧，双下肢抬高 45°，维持 1 ~ 3 分钟，足部皮肤出现苍白；然后双足下垂于床边 3 分钟，足部皮肤发红或发紫；双下肢平放休息 3 分钟，如此反复 3 次，以促进侧支循环的建立，每日可做数次。

4. 足部护理

（1）指导患者选择宽松的衣裤及鞋袜，嘱患者保持足部皮肤清洁，对于足部有溃疡的患者，可用 1：5 000 的高锰酸钾溶液泡脚，每次泡脚后须彻底擦干，尤其是趾缝间，擦拭动作要轻柔，擦拭结束可用凡士林纱布或油纱将坏疽足趾之间分隔，避免脚趾粘连诱发感染，可使用支被架防止足部溃疡处受压引起疼痛加重。

（2）注意足部保暖，不宜过热或过冷，因过冷可引起血管收缩或痉挛，而过热可使组织代谢增加、耗氧增加，从而加重缺血，加重患肢疼痛，可指导患者穿着棉袜保暖，禁止使用热水袋，以免发生烫伤。

（3）保持患足滋润，避免因皮肤干燥发生皲裂，每日可用甘油、润肤露等涂抹皮肤，嘱患者减少足部局部受压及摩擦，可在易受压部位垫软枕，经常变换体位，必要时可使用支被架。

5. 病情观察

（1）下肢评估

1）皮肤颜色：尽量在适宜温度（25℃左右）、自然光线下检查患侧与健侧下肢皮肤的色泽。患侧肢体可因动脉缺血导致皮肤呈苍白色或发绀。

2）皮肤温度：双手自上而下分别触摸双侧肢体的皮温，患侧肢体皮温改变的部位为变温带，可提示变温带以下肢体供血不足。

3）动脉搏动：双手同时使用示指和中指分别检查双侧肢体的动脉搏动，可分别触摸双侧肢体的股总动脉、腘动脉、胫后动脉和足背动脉搏动情况。

（2）疼痛护理：及时、准确地评估患肢疼痛部位、程度、性质及持续时间，必要时遵医嘱给予镇痛药，并评估镇痛效果，为减轻疼痛可转移患者注意力，倾听舒缓的音乐等。

6. 用药护理　在患者使用抗凝、溶栓、抗血小板聚集药物治疗期间应严密监测凝血指标，观察患者有无出血倾向（如牙龈、皮肤黏膜有无出血，有无大、小便带血和出血性卒中等表现）。若使用降压药物，可参见第一章第一节血管外科常见疾病腔内手术护理常规入院护理中相关内容。

✎ 术前护理

（一）腔内手术

参见第一章第一节血管外科常见疾病腔内手术护理常规术前护理中相关内容。

（二）开放手术

参见第一章第二节血管外科常见疾病开放手术护理常规术前护理中相关内容。

🛏 术后护理

（一）腔内手术

● PTA、支架植入、斑块旋切术

1. 体位与活动　参见第一章第一节血管外科常见疾病腔内手术护理常规术后护理中相关内容。

2. 病情观察　同本节入院护理中相关内容。

3. 足部护理　同本节入院护理中相关内容。

4. 常见并发症的观察及护理

（1）缺血再灌注损伤

1）原因：肢体长期处于缺血状态，恢复血液供应后，过量的自由基攻击组织内细胞，引起组织及器官的损伤。

2）临床表现：患肢出现疼痛、压痛、肿胀等，甚至骨－筋膜室综合征。

3）预防和护理：注意患者有无相关临床表现；在病情允许情况下患者卧床期间可适当抬高患肢膝关节，避免压迫腘窝，减少动脉血流并增加静脉回流；减轻肿胀，缓解疼痛，可用浸泡50%硫酸镁的无菌纱布敷于患肢肿胀处，保持纱布湿润，每10分钟更换1次，连敷3次，每日重复2次，连续3日；密切观察患肢血供变化，可根据皮温、皮肤颜色、足背动脉或胫后动脉搏动情况、末梢毛细血管充盈时间、感觉和运动功能等指标判断血供；认真倾听患者主诉，询问患者是否存在患肢感觉异常等症状，有异常情况应及时报告医生。

（2）出血

1）原因：围手术期抗凝、溶栓药物的使用。

2）临床表现：动脉穿刺点渗血或出现血肿。

3）预防和护理：用药前了解患者有无出血性疾病，同时在进行各项护理操作时动作要轻柔，防止机械性损伤。密切观察患者有无伤口及全身出血倾向。溶栓期间定期查凝血功能及血小板计数，如有异常及时汇报，必要时进行止血治疗。溶栓期间凝血酶原时间维持在正常值的 1.5～2.5 倍为宜。若患者术后突发心率增快、血压下降，伴面色改变等，应警惕穿刺点大出血或后腹膜血肿形成，立即予局部压迫止血，并报告医生，建立静脉通路，做好抢救准备。

（3）急性动脉血栓形成

1）原因：手术操作、斑块或血栓脱落、围手术期抗凝不足等。

2）临床表现："6P"，即疼痛（pain）、苍白（pallor）、无脉（pulselessness）、感觉异常（paraesthesia）、麻痹（paralysis）、皮温降低（poikilothermia），患者术后肢体发冷、发绀，主诉疼痛明显或较术前加重，动脉搏动较之前突然减弱或消失。

3）预防和护理：严密观察病情，做好双下肢末梢循环及疼痛的评估，有异常及时告知医生，必要时做好术前准备；严格遵医嘱使用抗凝、抗血小板聚集药物，做好药物宣教；向患者及家属宣教此并发症出现的原因及表现，取得家属及患者配合；护理人员加强巡视，积极主动了解患者的术后情况。

（4）肾衰竭

1）原因：术中使用造影剂，术后未及时排出体外或者术后肌肉坏死后溶解产生肌红蛋白阻塞肾小管而导致急性肾衰竭。

2）临床表现：少尿或者无尿，血压高，尿素、肌酐骤然升高等。

3）预防和护理：护理人员应加强对反映肾功能的指标如尿素、肌酐和电解质的动态观察，评估24小时小便的量、颜色和蛋白含量的变化，一旦出现急性肾衰竭，及时给予血液透析治疗。

● CDT

1. 体位与活动　术后患者取平卧位，双下肢伸直，避免导管打折及弯曲；协助患者轴线翻身，必要时使用翻身枕；指导患者行踝泵运动，促进下肢静脉回流。

2. 导管护理

（1）无菌操作防止污染：严格执行无菌操作，穿刺点渗血及时请医生换药，如患者有炎症反应，遵医嘱使用抗生素或物理降温。

（2）妥善连接防止移位或脱落：正确连接管道，做好固定，所有管道采取螺纹接头拧紧，或者中间桥接输液安全接头，以防止管道滑脱引起大出血；每班护士交接时要仔细观察管道是否固定良好，针对穿刺点伤口渗血或出汗较多者及时更换敷贴或用自粘绷带进行外固定，告知患者及家属避免牵拉或扯拽导管。

（3）防止导管打折与阻塞：采用 U 形固定导管的方法，并充分考虑体位变动情况，护士加强巡视，定期检查导管是否通畅。

（4）准确标记溶栓导管和鞘管：药物连接管头尾两端使用统一的标识进行标记，溶栓导管内输注溶栓药物如尿激酶等，鞘管内输注肝素钠稀释液，避免给药路径错误。

3. 常见并发症的观察及护理

（1）出血：参见本节术后护理 PTA、支架植入、斑块旋切术中相关内容。

（2）过敏反应（溶栓药物相关）

1）原因：目前国内常用的静脉溶栓药物中，重组链激酶是异种蛋白，具有抗原性，可发生过敏反应。

2）临床表现：体温升高是其常见表现，可同时出现低血压、腹痛等症状。

3）预防和护理：治疗前详细询问患者过敏史，治疗中仔细观察患者有无皮肤荨麻疹，结膜及口腔黏膜水肿，呼吸、心率及血压变化等。若有异常及时告知医生，遵医嘱应用激素治疗，避免休克等严重情况发生。

（3）蓝趾综合征

1）原因：手术后微小血栓脱落，栓塞于肢体末端的小动脉，导致肢体末端急性缺血。

2）临床表现：患肢足趾呈蓝紫色、皮温凉、足背动脉搏动减弱或消失等表现。

3）预防和护理：加强对患肢溶栓后的观察，尤其是肢体颜色、温度、感觉等情况，并将患肢术前与术后情况进行对比，有异常及时通知医生，并做好再次手术的准备。

（二）开放手术

● 动脉旁路手术

1. 体位与活动　术后患者应平卧或低半卧位，防止髋关节、膝关节过度屈曲，避免人工血管受压及吻合口的扭曲。主动脉、股动脉旁路术后卧床两周，患者髋关节禁止屈曲，防止过伸。股、腘动脉旁路术后患者膝关节固定于半屈曲位，避免移植血管受压，卧床 7~10 日后，允许膝部活动，但应防止屈曲超过 90°。其他血管移植术后也应注意避免移植血管受压及吻合口的扭曲撕裂，一般卧床 1 周，不能过早离床活动，7~10日床上活动，10 日后床边活动，如厕时须使用坐便器。避免深蹲，屈髋、屈膝等。

2. 病情观察

（1）生命体征观察：遵医嘱给予心电监护，监测患者生命体征变化，给予持续低流量吸氧，维持血氧饱和度在 95%~

100%之间，如有异常，及时汇报。

（2）尿量观察：密切监测患者尿量、颜色、性质，关注出入量；合理调节补液速度，要求尿量＞30ml/h，以确保充足的血容量。

3. 伤口和患肢护理

（1）观察伤口有无出血、感染征象：若伤口有渗血、渗液，应及时更换敷料，若有感染症状可遵医嘱使用抗菌药物；若伤口出血，应立即通知医生，找出原因及时处理。

（2）密切观察肢体末梢血液循环：触摸患者的皮温及足背动脉搏动情况，若出现 6P 症状时应警惕急性动脉栓塞，须紧急做好术前准备，再次手术处理。

（3）对于烦躁、不配合患者，予以约束带约束，以防过度牵拉伤口引起出血；约束期间，勤观察患者约束肢体皮肤及末梢血运情况。

4. 常见并发症的观察及护理

（1）出血：参见第一章第二节血管外科常见疾病开放手术护理常规术后护理中相关内容。

（2）感染：参见第一章第二节血管外科常见疾病开放手术护理常规术后护理中相关内容。

（3）远端栓塞：参见第一章第二节血管外科常见疾病开放手术护理常规术后护理中栓塞相关内容。

（4）吻合口假性动脉瘤

1）原因：人工血管感染、人工血管材料缺陷、吻合口缝合技术不佳、吻合口张力过大、自体动脉变脆弱等。

2）临床表现：吻合口出现搏动性包块，可闻及血管杂音，伴有周围红、肿、热、痛等。

3）预防和护理：严格执行无菌操作，观察伤口有无红、肿、热、痛等局部感染征象，患者有无畏寒、发热等全身感染表现以及血常规变化，发现异常及时汇报医生；鼓励患者进食高蛋白、高热量、高维生素饮食，加强营养管理，增强抵抗力。

● 截肢术

1. 伤口护理　使用软枕抬高患肢，以减轻术后伤口张力；保持伤口引流管通畅，做好导管固定，准确记录伤口的引流量及颜色；床旁备下肢止血带，如患肢残端出血严重可使用止血带止血，同时汇报医生，配合医生进行伤口缝合。

2. 活动指导　卧床期间指导患者健侧肢体行踝泵运动，术后2~3日鼓励患者进行患肢锻炼，防止肌肉萎缩，促进肌肉生长。

3. 幻肢痛护理　大多数患者术后患肢残端血液循环障碍、软组织内神经结扎断端形成神经瘤与周围组织粘连及伤口本身等原因产生明显的疼痛，呈阵发性剧痛，以夜间为重，称为幻肢痛。对此类患者，主动向患者及家属讲解疼痛产生的原因，疼痛时指导其轻轻触碰残端，使其逐渐接受肢体已缺失的事实；做好心理护理，减轻幻肢痛。

4. 常见并发症的观察和护理

（1）出血

1）原因：截肢术术后患肢残端血管结扎线头滑脱。

2）临床表现：断肢处出血，患者出现心慌、血压下降等表现。

3）预防和护理：密切观察患肢残端的敷料情况及生命体征的变化，发现异常及时汇报医生。患者截肢术术后残端出血，可遵医嘱给予止血带止血，同时协助医生进行伤口缝合；

监测患者实验室指标，如血红蛋白、红细胞计数、血小板计数等，必要时遵医嘱予以输血治疗；关注患者心理变化，消除患者紧张情绪。

（2）伤口感染

1）原因：截肢术后因创伤应激、出血多、机体抵抗力下降等发生伤口创面感染。

2）临床表现：伤口周围皮肤红、肿伴体温高，伤口出现异常渗液等。

3）预防和护理：术后保持伤口敷料整洁，换药时严格执行无菌操作；观察伤口有无红、肿、热、痛等局部感染征象，患者有无畏寒、发热等全身感染表现以及血常规变化，发现异常及时汇报医生；鼓励患者进食高蛋白、高热量、高维生素饮食，加强营养管理，增强抵抗力。

（3）急性动脉血栓形成：参见本节术后护理经皮球囊扩张成形术（PTA）、支架植入术、斑块旋切术、置管溶栓术中相关内容。

出院护理

1. 用药指导　指导患者按时服用抗凝、祛聚药物，告知患者及家属用药过程中观察有无出血倾向，如皮肤、黏膜、口腔、胃肠道、泌尿系统出血，甚至颅内出血等，为避免出血，建议患者使用软毛牙刷；避免直接进食坚果类食物；关注患者全身有无出血点，有无大便发黑及小便发红等情况。必要时可进行相关血液检查。

2. 饮食指导　指导患者低盐、低糖、低胆固醇、高纤维素饮食；多食新鲜蔬菜和水果；多饮水，以帮助稀释血液，防止血液过于黏稠。

3. 运动指导　嘱患者适量运动，例如慢走、打太极等，以促进血管弹性恢复及侧支循环建立。股动脉支架植入的患者，指导其少做深蹲动作，防止支架变形。

4. 日常生活指导　告知患者严格戒烟、戒酒，养成良好生活习惯。

5. 足部护理　参见本节入院护理中相关内容。

6. 截肢护理　注意残端保护，术后 1～2 周内避免接触生水，若伤口出现渗血、渗液，应及时联系医生，加强随访。出院后期注意进行残端肢体的活动。

三、护理流程

（一）下肢动脉缺血性疾病腔内手术围手术期护理流程与考评标准

考评者 _____ 被考评者 _____ 考评日期 _____ 得分 _____

项目	考评内容	分值	存在问题	得分
入院护理 20分	入院介绍：管床医生和责任护士、病区环境、作息时间、病室物品使用、规章制度等	2		
	入院评估：生命体征、自理能力、精神心理状态、导管滑脱、跌倒、压力性损伤、VTE 风险等	4		
	病历完成：各项护理记录	2		
	知识宣教	4		
	功能锻炼指导	4		
	足部护理	4		

项目	考评内容		分值	存在问题	得分
术前护理 24分	指导落实相关检查		2		
	评估有无过敏史、术中用药及物品、皮试等术前准备		4		
	术前指导	饮食护理	2		
		取下义齿、眼镜、发夹、手表、饰品等，妥善保管	2		
		指导正确咳嗽、咳痰、练习床上排便	2		
		心理护理	2		
		告知患者术后活动的注意事项	2		
		告知患者留置导管的注意事项及拔管时间	2		
	术晨护理	皮肤准备	2		
		检查手术部位标识	2		
		监测生命体征	2		
术后护理 40分	体位护理		2		
	饮食护理		2		
	用药护理		4		
	根据手术部位及方式指导术后活动		3		
	病情观察	监测生命体征	6		
		观察患肢和穿刺点肢体的情况	3		
	并发症观察及护理：缺血－再灌注损伤、出血、急性动脉血栓形成、蓝趾综合征等		6		
	足部护理		4		

项目	考评内容		分值	存在问题	得分
术后护理 40分	心理护理		2		
	生活护理		2		
	健康教育	下肢动脉缺血性疾病的预防措施	2		
		用药指导	2		
		饮食行为指导	2		
出院护理 6分	出院病历书写		2		
	出院指导：饮食、活动、用药指导、伤口管理、自我检查、结账方式、复查时间、征询意见等		4		
理论回答 10分			10		

（二）下肢动脉缺血性疾病开放手术围手术期护理流程与考评标准

考评者 _____ 被考评者 _____ 考评日期 _____ 得分 _____

项目	考评内容	分值	存在问题	得分
入院护理 20分	入院介绍：管床医生和责任护士、病区环境、作息时间、病室物品使用、规章制度等	2		
	入院评估：生命体征、自理能力、精神心理状态、导管滑脱、跌倒、压力性损伤、VTE风险等	4		
	病历完成：各项护理记录	2		

项目	考评内容			分值	存在问题	得分
入院护理 20分	知识宣教			4		
	功能锻炼指导			4		
	足部护理			4		
术前护理 24分	指导落实相关检查			2		
	皮试、术中用药及物品等准备			4		
	术前指导	饮食护理		2		
		取下义齿、眼镜、发夹、手表、饰品等，妥善保管		2		
		指导正确咳嗽、咳痰，练习床上排便		2		
		心理护理		2		
		告知患者术后活动的注意事项		2		
		告知患者留置导管的注意事项及拔管时间		2		
	术晨护理	皮肤准备		2		
		检查手术部位标识		2		
		监测生命体征		2		
术后护理 40分	体位护理			2		
	饮食护理			2		
	用药护理			4		
	根据手术部位及方式指导术后活动			3		
	病情观察	监测生命体征		6		
		截肢术：观察肢体残端敷料情况，床边备止血带，有异常及时通知医生并处理 血管旁路手术：密切观察伤口情况和肢体远端皮色、皮温、动脉搏动情况		3		

项目	考评内容		分值	存在问题	得分
术后护理 40分	并发症观察及护理：有无出血、伤口感染和急性动脉血栓形成等		6		
	心理护理		2		
	幻肢痛护理		2		
	生活护理		2		
	健康教育	下肢动脉缺血性疾病的预防措施	2		
		用药指导	2		
		饮食、行为指导	2		
		告知患者术后及出院后活动方法和注意事项	2		
出院护理 6分	出院病历书写		2		
	出院指导：饮食、活动、用药指导、伤口管理、自我检查、结账方式、复查时间、征询意见等		4		
理论回答 10分			10		

第十六节
急性下肢动脉栓塞

急性下肢动脉栓塞指心脏或动脉壁脱落的血栓、动脉粥样硬化斑块及其他栓子随血流向远端移动造成下肢动脉闭塞，从而导致下肢动脉缺血甚至肢体坏死。

一、常见手术方式及适应证

（一）腔内手术

经皮机械血栓清除术、动脉支架植入术、PTA、CDT 适用于肢体未发生坏疽，全身状况可的患者。

（二）开放手术

1. Fogarty 导管取栓术　适用于未发生坏疽且远端已建立良好侧支的患者，不影响血供，全身情况允许均可进行取栓。

2. 截肢术　适用于急性或慢性缺血、足部感染、严重创伤性损伤、下肢骨骼或软组织恶性肿瘤者；下肢缺血合并缺少血运重建条件或者血运重建失败的患者；下肢广泛坏疽或感染等原因，导致保肢希望渺茫者。

二、护理常规

入院护理

1. 体位与活动　急性期患者应绝对卧床休息，严禁下床活动。

2. 其他　参见第三章第十五节下肢动脉缺血性疾病入院护理中相关内容。

术前护理

（一）腔内手术

参见第一章第一节血管外科常见疾病腔内手术护理常规术前护理中相关内容。

（二）开放手术

参见第一章第二节血管外科常见疾病开放手术护理常规术前护理中相关内容。

术后护理

（一）腔内手术

参见第三章第十五节下肢动脉缺血性疾病术后护理中相关内容。

（二）开放手术

● Fogarty 导管取栓术

1. 生命体征观察　急性下肢动脉栓塞患者年纪较大且多数合并心脑血管病史，术后可给予心电监护，严密监测生命体征的变化；遵医嘱给予吸氧、降压、控制心室率、镇痛等治疗，控制补液速度、观察患者是否出现心动过速和呼吸困难等急性心力衰竭的表现。

2. 体位护理　术后患者绝对卧床，穿刺侧肢体制动 6~8 小时，避免屈髋、屈膝，防止穿刺点出血，一般 24 小时后可指导患者下床活动。

3. 下肢评估　动脉取栓成功后，肢端静脉充盈，肤色和温度最先恢复，疼痛明显减轻，但由于动脉痉挛仍然存在，动脉搏动往往较弱，一般 1~2 日后才能恢复正常。如果肢体肿胀、皮色苍白、温度下降、末梢动脉搏动微弱，且患者仍感到肢体剧痛，则提示有动脉再栓塞的可能，应及时报告医生，协助诊治或做好再次手术的准备。

4. 常见并发症的观察及护理

（1）动脉再栓塞

1）原因：多发于术后 12~24 小时内，新的栓子形成并脱落。

2）临床表现：穿刺侧肢体肿胀、皮色苍白、温度下降、末梢动脉搏动微弱，且患者仍感到肢体剧痛。

3）预防和护理：倾听患者疼痛主诉，做好疼痛评估；观察下肢有无上述情况，发现异常立即汇报医生，必要时配合做好再次手术的准备。

（2）肌病肾病代谢综合征

1）原因：急性动脉栓塞导致肢体严重缺血，出现广泛骨骼肌溶解。

2）临床表现：以肌红蛋白尿、代谢性酸中毒、高钾血症、急性肾衰竭为主要临床表现，患者出现肌肉痉挛、关节僵直，患肢非凹陷性水肿，少尿或无尿、樱红色或酱油色尿，以及躁动不安、神志恍惚、定向力差等精神症状。

3）预防和护理：密切观察患者全身情况、精神状况；观察尿量及出入量，尿量应＞30ml/h；观察血清肌酸激酶（CK）情况；监测电解质、动脉血气、肾功能和尿常规情况。积极治疗原发病，遵医嘱及早补液扩容、改善肾脏缺血，碱化尿液，稀释肌红蛋白尿、防止管型尿形成，遵医嘱给予利尿剂。遵医嘱给予早期血液净化治疗，清除肌红蛋白和炎症介质，降低对肾小管的毒性作用。遵医嘱使用自由基清除剂减轻机体再灌注损伤，必要时配合做好术前准备，行骨筋膜室切开或坏疽肢体截肢术。

（3）出血：参见第一章第二节血管外科常见疾病开放手术护理常规术后护理中相关内容。

（4）缺血－再灌注损伤：参见第三章第十五节下肢动脉缺血性疾病术后护理中相关内容。

● 截肢术

参见第三章第十五节下肢动脉缺血性疾病术后护理中相关内容。

⚕️出院护理 ┄┄┄┄┄┄┄┄┄┄┄┄┄┄┄┄┄┄┄┄┄┄┄┄┄┄┄┄┄┄

1. 疾病指导　对于由房颤导致血栓脱落引起该病的患者，

护理人员应指导患者积极治疗原发病。

2. 其他内容 参见第三章第十五节下肢动脉缺血性疾病出院护理中相关内容。

三、护理流程

（一）急性下肢动脉栓塞腔内手术围手术期护理流程与考评标准

考评者 _____ 被考评者 _____ 考评日期 _____ 得分 _____

项目	考评内容		分值	存在问题	得分
入院护理 14分	入院介绍：管床医生和责任护士、病区环境、作息时间、病室物品使用、规章制度等		2		
	入院评估：生命体征、自理能力、精神心理状态、导管滑脱、跌倒、压力性损伤、VTE 风险等		3		
	病历完成：各项护理记录		2		
	知识宣教		5		
	指导落实相关检查		2		
术前护理 28分	皮试、准备术中用药		4		
	术前指导	饮食护理	2		
		取下义齿、眼镜、发夹、手表、饰品等，妥善保管	2		
		指导正确咳嗽、咳痰	4		
		练习床上排便	4		
		告知患者术后活动的注意事项	4		
		告知患者留置导管的注意事项及拔管时间	2		

项目	考评内容		分值	存在问题	得分
术前护理 28分	术晨护理	皮肤准备	2		
		检查手术部位标识	2		
		监测生命体征	2		
术后护理 40分	体位护理		2		
	饮食护理		2		
	补液及抗凝药物的应用：掌握速度、原则、按时、按量；积极治疗原发病		4		
	根据手术部位及方式指导术后活动		6		
	病情观察	监测生命体征	6		
		观察患肢和穿刺点肢体的情况	3		
	并发症观察及护理：缺血－再灌注损伤、出血、急性动脉血栓形成、蓝趾综合征等		3		
	心理护理		2		
	对症护理		2		
	生活护理		2		
	健康教育	急性下肢动脉栓塞的预防措施	2		
		用药指导	2		
		饮食和行为指导	2		
		告知患者术后及出院后活动方法和注意事项	2		
出院护理 8分	出院病历书写		3		
	出院指导：饮食、活动、用药指导、伤口管理、自我检查、结账方式、复查时间、征询意见		5		
理论回答 10分			10		

（二）急性下肢动脉栓塞开放手术围手术期护理流程与考评标准

考评者 _____ 被考评者 _____ 考评日期 _____ 得分 _____

项目	考评内容		分值	存在问题	得分
入院护理 14分	入院介绍：管床医生和责任护士、病区环境、作息时间、病室物品使用、规章制度等		2		
	入院评估：生命体征、自理能力、精神心理状态、导管滑脱、跌倒、压力性损伤、VTE风险等		3		
	病历完成：各项护理记录		2		
	知识宣教		5		
	指导落实相关检查		2		
术前护理 28分	皮试、准备术中用药		4		
	术前指导	饮食护理	2		
		取下义齿、眼镜、发夹、手表、饰品等，妥善保管	2		
		指导正确咳嗽、咳痰	4		
		练习床上排便	4		
		术后活动的注意事项	4		
		留置导管的注意事项及拔管时间	2		
	术晨护理	皮肤准备	2		
		检查手术部位标识	2		
		监测生命体征	2		

项目	考评内容		分值	存在问题	得分
术后护理 40分	体位护理		2		
	饮食护理		2		
	补液及抗凝药物的应用：掌握速度、原则、按时、按量；积极治疗原发病		4		
	根据手术部位及方式指导术后活动		6		
	病情观察	监测生命体征	6		
		截肢者观察肢体残端敷料情况，床边备止血带，有异常及时通知医生并处理	3		
	并发症观察及护理：动脉再栓塞、肌病肾病代谢综合征等		3		
	心理护理		2		
	对症护理		2		
	生活护理		2		
	健康教育	急性下肢动脉栓塞的预防措施	2		
		用药指导	2		
		饮食和行为指导	2		
		术后及出院后活动方法和注意事项	2		
出院护理 8分	出院病历书写		3		
	出院指导：饮食、活动、用药指导、伤口管理、自我检查、结账方式、复查时间、征询意见		5		
理论回答 10分			10		

第四章
动静脉疾病

动静脉瘘

动静脉瘘，主要包括病理性动静脉瘘和人工动静脉瘘，前者指动脉和静脉之间形成的异常通道，后者指肾功能衰竭患者因长期血液透析需求建立的自体动静脉内瘘。本章节主要介绍人工建瘘后，内瘘功能不良致近内瘘吻合口处存在静脉狭窄及其继发血栓形成患者的相关围手术期护理。

一、常见手术方式及适应证

PTA 是治疗透析通路狭窄最常用的方式，适用于动静脉通路直径减少＞50%，并且伴随流入量或透析量减少等临床症状的患者。

二、护理常规

入院护理

1. 饮食护理　给予优质蛋白饮食。
2. 动静脉瘘侧肢体护理

（1）禁止在内瘘侧肢体进行各项护理操作，如测血压、静脉输液、抽血等，以免引起肢体缺血程度加重。

（2）指导患者穿着宽松衣物，尽量不佩戴饰品，避免内瘘侧肢体受压。

（3）禁止内瘘侧上肢持重物。

（4）指导患者进行皮肤护理，保持皮肤清洁，部分肾病患者可能存在皮肤瘙痒等情况，指导患者肢体有痒感时勿用力挠抓，以免皮肤破损导致感染。

3. 动静脉瘘侧肢体血管通畅度评估　评估内瘘侧上肢血管通畅性，包括动脉搏动、皮温、皮肤颜色以及有无肢体活动异常和疼痛等情况。

4. 环境介绍、健康评估、心理护理　参见第一章第一节血管外科常见疾病腔内手术护理常规入院护理中相关内容。

✎ 术前护理

参见第一章第一节血管外科常见疾病腔内手术护理常规术前护理中相关内容。

🏥 术后护理

1. 体位与活动　指导患者将内瘘侧肢体抬高30°，并进行早期功能锻炼，可每日捏橡皮健身球3～4次，每次持续10～15分钟，以利于静脉回流。

2. 伤口护理　严格无菌操作，预防伤口感染。注意患者内瘘侧肢体清洁护理，如伤口出现渗血、渗液须及时通知医生换药，同时避免伤口加压过紧，以免影响肢体血液循环。

3. 患肢护理　指导患者内瘘侧肢体保护方法，以保证通路通畅率。同本节入院护理相关内容。

4. 血管通畅度评估　同本节入院护理中相关内容。

5. 饮食护理　同本节入院护理中相关内容。

6. 常见并发症的观察及护理

（1）感染

1）原因：围手术期未严格无菌操作；术后伤口渗液未及时处理；患者体质差或本身存在感染等。

2）临床表现：患者可出现体温升高，伤口出现红、肿、热、痛，术侧肢体肿胀等。

3）预防和护理：注意无菌操作，保持伤口敷料干燥，有渗血、渗液时及时更换，并观察伤口有无局部感染征象；定期监测体温，倾听患者有无畏寒、发热等不适；关注患者血检验结果，如血常规、C反应蛋白等，发现异常及时告知医生对症处理。

（2）动/静脉血栓形成

1）原因：与手术穿刺、患者手术侧肢体长时间制动、凝血功能异常等因素有关。

2）临床表现：患肢出现肿胀、疼痛，皮肤颜色、皮温发生变化等。

3）预防和护理：嘱患者内瘘侧肢体勿受压及负重，术后告知患者抬高术侧上肢约30°，按要求行握拳动作，以增加血液回流。评估内瘘侧上肢皮肤温度、皮肤颜色、桡动脉及肱动脉搏动，患者有无疼痛和麻木感等，触诊内瘘震颤有无减弱或搏动，有异常时应立即告知医生，并借助多普勒超声监测血流量、血管造影等进行确诊。

（3）假性动脉瘤

1）原因：与术中多次穿刺以及术后在内瘘侧肢体进行动、静脉穿刺操作有关。

2）临床表现：患肢肿胀，局部瘤样改变。

3）预防和护理：除病情需要，如进行血液透析穿刺外，禁止在内瘘侧上肢进行任何操作及穿刺。一旦形成假性动脉瘤，应配合做好术前准备。

7. 生活护理　做好患者基础护理，如口腔护理、会阴护理、擦浴护理等，提高患者舒适度。

出院护理

1. 肢体保护指导　保持肢体清洁，嘱患者不在透析侧肢体进行输液、采血、测量血压等操作；勿拎提重物；睡觉时避免压迫该侧肢体；尽量穿着宽松衣服。

2. 功能锻炼指导　指导患者进行内瘘侧肢体活动，如定期行握拳、松拳活动，以促进血液循环。

3. 病情观察指导　教会患者自我检查内瘘的震颤和杂音情况，如有异常及时就诊。

三、护理流程

动静脉瘘围手术期护理流程与考评标准

考评者 ＿＿＿＿＿　被考评者 ＿＿＿＿＿　考评日期 ＿＿＿＿＿　得分 ＿＿＿＿＿

项目	考评内容	分值	检查情况	得分
入院护理 20分	入院介绍：管床医生和责任护士、病区环境、作息时间、病室物品使用、规章制度等	2		
	入院评估：生命体征、自理能力、精神心理状态、导管滑脱、跌倒、压力性损伤、VTE风险等	4		

项目	考评内容		分值	检查情况	得分
入院护理 20分	病历完成：各项护理记录		2		
	知识宣教		4		
	患肢护理		4		
	内瘘通畅度评估		4		
术前护理 18分	指导落实相关检查		2		
	术前指导	饮食护理	2		
		取下义齿、眼镜、发夹、手表、饰品等，妥善保管	2		
		心理护理	2		
		非局麻手术时，指导患者练习床上排便	2		
		术中内瘘侧肢体摆放等注意事项	2		
	术晨护理	皮肤准备	2		
		检查手术部位标识	2		
		监测生命体征	2		
术后护理 46分	体位护理		2		
	饮食护理		2		
	用药护理		2		
	指导患者内瘘侧上肢活动等		4		
	病情观察	监测生命体征	2		
		伤口护理：观察伤口有无渗血、渗液等	4		
		患肢护理：做好内瘘侧肢体保护	4		
		内瘘侧肢体血管通畅性评估	4		

项目	考评内容		分值	检查情况	得分
术后护理 46分	并发症观察及护理：感染、动/静脉血栓形成、假性动脉瘤等		8		
	导管护理：做好导管固定，预防滑脱		4		
	心理护理		2		
	健康教育	维护内瘘长期通畅率的相关措施	2		
		内瘘侧肢体保护的措施	2		
		活动要求及注意事项	2		
		饮食要求及注意事项	2		
出院护理 6分	出院病历书写		2		
	出院指导：饮食、活动、用药指导、伤口管理、复查时间、结账方式、征询意见等		4		
理论回答 10分			10		

第二节
动静脉血管瘤

动静脉血管瘤（arteriovenous hemangioma）主要由扩张的动脉和静脉成分组成，由异常动静脉之间缺乏正常毛细血管床引起。

一、常见手术方式及适应证

1. 经导管动脉栓塞术　适用于病变范围广泛，或累及重要肌肉、血管、神经而无法根治的血管畸形患者，但弹簧圈栓塞供血动脉仅适用于紧急止血或限流。

2. 硬化剂注射术　适用于特殊部位（如手部、足底等）的浅表、低流速血管畸形。

二、护理常规

入院护理

1. 体位护理　指导患者避免病变部位受压，患肢勿负重。

2. 病情观察

（1）血管瘤评估：评估血管瘤大小与瘤体部位，注意观察血管瘤有无增大。

（2）血管通畅度评估：评估病变肢体皮温、皮肤颜色、动脉搏动等末梢循环情况。

（3）疼痛护理：参见第一章第一节血管外科常见疾病腔内手术护理常规入院护理中相关内容。

3. 环境介绍、健康评估、饮食护理、心理护理　参见第一章第一节血管外科常见疾病腔内手术护理常规入院护理中相关内容。

✎ 术前护理

参见第一章第一节血管外科常见疾病腔内手术护理常规术前护理中相关内容。

🛏 术后护理

1. 体位与活动　颌面部、颈部 AVM 术后，予抬高床头30°；四肢 AVM 术后，垫软枕抬高患肢以减轻水肿，可行握拳运动（上肢术后）或踝泵运动（下肢术后）。经股动/静脉入路术后，股动脉穿刺侧肢体制动 6~8 小时，患者卧床 12~24 小时；股静脉穿刺侧肢体制动 4~6 小时，患者卧床 6~12 小时。指导患者避免患处负重、受力，家属应给予患者相应的生活帮助。

2. 病情观察

（1）血管通畅度评估：观察患肢血运情况，包括皮肤颜色、温度、动脉搏动及肢体有无肿胀，与术前对比，有异常及时告知医生。

（2）疼痛护理：参见第一章第一节血管外科常见疾病腔内手术护理常规入院护理中相关内容。

3. 常见并发症的观察及护理

出血

1）原因：伤口出血或血管瘤破裂等原因引起。

2）临床表现：若为伤口出血，伤口外观有渗血、渗液。若为瘤体破裂出血，可见瘤体创面。

3）预防和护理：指导患者勿按压、刺激血管瘤，禁止在患肢进行任何操作。注意观察患者伤口情况，出现渗血、渗液及时通知医生换药。

4. 伤口护理、饮食护理、生活护理 参见第一章第一节血管外科常见疾病腔内手术护理常规术后护理中相关内容。

出院护理

1. 活动护理 鼓励适量运动，运动时避免碰撞患肢，以防病变部位破裂出血。

2. 生活护理 保持病变部位皮肤清洁干燥，减少摩擦和刺激；勿按压病变部位；避免患肢负重。

3. 复查要求 注意观察病变部位变化，定期随访，如病变部位出现持续疼痛不适，及时就诊。

三、护理流程

动静脉血管瘤围手术期护理流程与考评标准

考评者 _____ 被考评者 _____ 考评日期 _____ 得分 _____

项目	考评内容	分值	存在问题	得分
入院护理 20分	入院介绍：管床医生和责任护士、病区环境、作息时间、病室物品使用、规章制度等	2		
	入院评估：生命体征、自理能力、精神心理状态、导管滑脱、跌倒、压力性损伤、VTE风险等	4		

项目	考评内容			分值	存在问题	得分
入院护理 20分	病历完成：各项护理记录			2		
	知识宣教：血管瘤病因、临床表现、饮食及活动等			4		
	瘤体评估：评估血管瘤的位置及大小等			4		
	患肢血管通畅度评估			4		
术前护理 18分	指导落实相关检查			2		
	准备术中用药			2		
	术前指导	取下义齿、眼镜、发夹、手表、饰品等，妥善保管		4		
		心理护理		2		
		指导练习床上排便（必要时）		2		
	术晨护理	皮肤准备		2		
		检查手术部位标识		2		
		监测生命体征		2		
术后护理 46分	体位护理			2		
	饮食护理			2		
	用药护理			2		
	活动指导			6		
	病情观察	监测生命体征		2		
		患肢血管通畅度评估		4		
		疼痛护理		4		
		伤口评估		4		

项目	考评内容		分值	存在问题	得分
术后 护理 46 分	并发症观察及护理：出血		8		
	心理护理		2		
	导管护理		2		
	健康 教育	血管瘤侧肢体保护	4		
		活动要求及注意事项	2		
		生活护理要求及注意事项	2		
出院 护理 6 分	出院病历书写		2		
	出院指导：饮食、活动、用药指导、伤口管理、复查时间、结账方式、征询意见等		4		
理论 回答 10 分			10		

[1] 中国微循环学会周围血管疾病专业委员会. 聚桂醇注射液治疗下肢静脉曲张微循环专家共识 [J]. 血管与腔内血管外科杂志, 2020, 6 (5): 377-381.

[2] 国际血管联盟中国分部护理专业委员会, 中国医师协会腔内血管学专业委员会. 梯度压力袜用于静脉血栓栓塞症防治专家共识 [J]. 介入放射学杂志, 2019, 28 (9): 811-818.

[3] 中国静脉介入联盟, 中国医师协会介入医师分会外周血管介入专业委员会. 下肢深静脉血栓形成介入治疗护理规范专家共识 [J]. 介入放射学杂志, 2020, 29 (6): 531-540.

[4] 中国微循环学会门脉高压专家委员会. 布加综合征外科治疗规范的专家共识 [J]. 血管与腔内血管外科杂志, 2020, 6 (6): 471-481.

[5] 中华医学会心血管病学分会大血管学组, 中国医师协会心血管内科医师分会指南与共识工作委员会. 胸主动脉腔内治疗围手术期管理中国专家共识 [J]. 中华医学杂志, 2019, 99 (32): 2489-2496.

[6] 中国医师协会心血管外科医师分会. 急性主动脉综合征诊断与治疗规范中国专家共识 (2021 版) [J]. 中华胸心血管外科杂志, 2021, 37 (5): 257-269.

[7] 国家心血管病专家委员会先天性心脏病专业委员会. 先天性心脏病外科治疗中国专家共识 (十一): 主动脉缩窄与主动脉弓中断 [J]. 中国胸心血管外科临床杂志, 2020, 27 (11): 1255-1261.

[8] 大动脉炎相关高血压诊治多学科共识中国专家组. 中国大动脉炎相关高血压诊治多学科专家共识 [J]. 复旦学报 (医学版), 2021, 48 (2): 143-154.

[9] 国际血管联盟中国分部血管畸形专家委员会. 动静脉畸形诊断与介入治疗专家共识 [J]. 中国血管外科杂志（电子版），2020，12（3）：180-183.

[10] 邹秋红，李海燕，植艳茹. 下肢缺血性疾病腔内治疗围术期护理规范专家共识 [J]. 中国血管外科杂志（电子版），2023，15（1）：17-22.

[11] 潘曼，李海燕，邹秋红，等. 颈动脉体瘤切除术围术期护理规范专家共识 [J]. 中国血管外科杂志（电子版），2023，15（3）：209-214.

[12] 王金萍，李海燕. Stanford B 型主动脉夹层腔内治疗围术期护理规范专家共识 [J]. 介入放射学杂志，2023，32（9）：833-840.